AF401415

ÉTUDE CLINIQUE

SUR

L'INOCULABILITÉ

DE LA DIPHTHÉRIE

PAR

Paul-François GUSTIN

Docteur en médecine de la Faculté de Paris,
Ancien externe des hôpitaux de Paris.

PARIS

A. DELAHAYE et E. LECROSNIER, EDITEURS

place de l'École-de-Médecine

1883

ÉTUDE CLINIQUE

SUR

L'INOCULABILITÉ

DE LA DIPHTHÉRIE

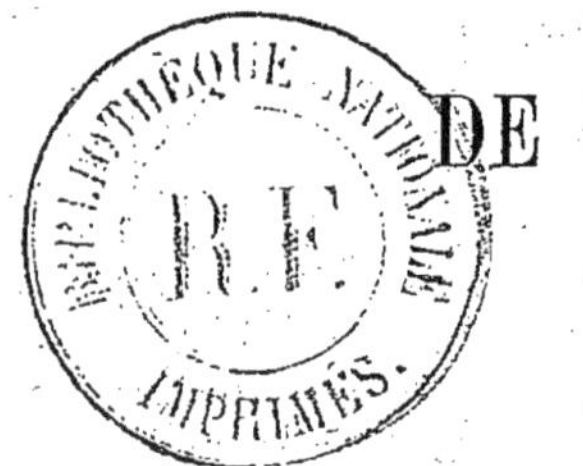

PAR

Paul-François GUSTIN

Docteur en médecine de la Faculté de Paris,
Ancien externe des hôpitaux de Paris.

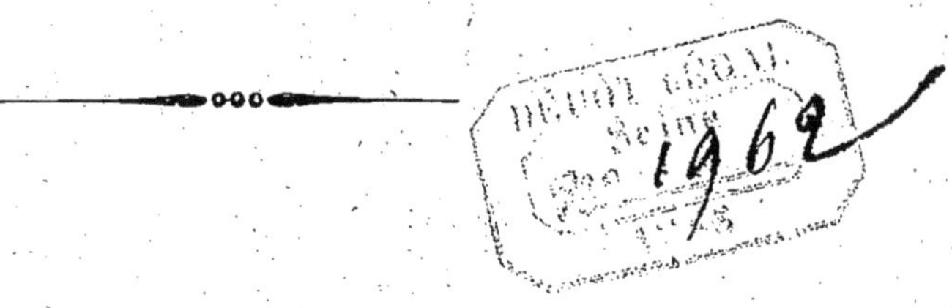

PARIS

A. DELAHAYE et E. LECROSNIER, EDITEURS

place de l'Ecole-de-Médecine

1883

ETUDE CLINIQUE

SUR

L'INOCULABILITÉ DE LA DIPHTHÉRIE

HISTORIQUE.

A la suite d'une circonstance absolument imprévue, nous avons été témoin d'un fait qui nous a [paru réunir les plus fortes probabilités en faveur de l'idée émise par M. le Dr J. Bergeron en 1859 à la Société médicale des hôpitaux, que la diphthérie était peut-être inoculable. Aussi, en présence des tendances actuelles de la science, à vouloir attribuer à un organisme spécial le développement des phénomènes morbides des maladies contagieuses, il nous a paru intéressant de publier notre observation et de reprendre en même temps l'étude de cette question. Nous n'espérons pas la trancher d'une façon définitive ; ce que nous voulons, c'est apporter des faits nouveaux qui puissent contribuer à l'élucider, heureux si, dans ce travail, nous avons fait œuvre utile, en y appelant l'attention des cliniciens et en ouvrant la voie aux expérimentateurs.

Il nous semble hors de propros de retracer ici les phases diverses qu'a subies la diphthérie jusqu'à nos jours. Le lecteur trouvera tous ces détails à l'article *Croup* de M. le Dr Archambault dans le Dictionnaire encyclopédique des sciences médicales (1879). Qu'il nous suffise de savoir que cette affection, connue de l'antiquité sous différentes dénominations, n'a été tout à fait tirée du chaos dans lequel elle se trouvait, et classée dans son véritable cadre nosologique, que par Bretonneau. S. Bard (1), il est vrai, en 1840, a eu le mérite de reconnaître l'identité de l'angine couenneuse et du croup ; mais c'est à Bretonneau à qui revient l'honneur d'avoir établi d'une façon rigoureuse, dans une suite de mémoires commencés en 1818 et terminés en 1826 par son *Traité de la diphthérite*, l'identité de nature des manifestations pseudo-membraneuses des muqueuses ou de la peau, et de rattacher l'angine maligne et le croup à une seule et même maladie spécifique, la diphthérite.

Disciple du maître précédent, Trousseau en adopta les idées et les soutint dans ses cliniques en disant : «Quelles que soient d'ailleurs ses manifestations locales, ses formes générales, la diphthérie est une de sa nature. Il en est de la diphthérie comme de la variole qui, confluente ou discrète, bénigne ou maligne, est toujours la variole. Ce qui rend notre comparaison acceptable en tout point, c'est que l'angine diphthérique modifiée, par exemple, peut communiquer la diphthérie simple ou maligne absolument comme la variole discrète ou confluente et réciproquement.» Après lui, tous ceux qui se sont occupés de la question se rangent à cet avis, du moins en France, où cette doctrine n'est plus controversée.

(1) Recherches sur l'angine suffocante, 1810.

Il n'en est pas de même en Allemagne, où les termes *croup* et *diphthérie* étant mal définis, l'unité de ces deux affections a donné lieu à des discussions longues et stériles, dans lesquelles nous n'entrerons pas. Chez nos voisins d'outre-Manche, les dualistes perdent de plus en plus du terrain, tandis que les opinions de Bretonneau et de Trousseau sont vaillamment soutenues par les Drs Jenner, West et Corby. Pour nous, autant par conviction que par respect pour nos maîtres, nous nous rangeons sous leur bannière, et ne voulons voir dans la diphthérie et le croup qu'une seule et même maladie.

Quant à ses caractères, nous savons que c'est une affection contagieuse, infectieuse et épidémique. Personne ne songe à le contester. Mais quelle en est sa nature ? Quel est son agent spécifique ? Y a-t-il même un agent ?

En 1840, Hehle avait étendu à la diphthérie, comme à la plupart des maladies infectieuses, sa théorie du contage animé ; depuis longtemps déjà on avait même trouvé des parasites dans les fausses membranes ; M. le professeur Laboulbène (1) les avait signalés en 1861, sans y attacher beaucoup d'importance, quand, pour la première fois, le Dr Tigri, dans un mémoire qu'il adressa à l'Académie de médecine en 1867, émit l'idée de la nature parasitaire de la diphthérie.

L'élan était donné. Aussitôt en Allemagne plus particulièrement, puis en Angleterre, et plus tard en France, surtout après les travaux de MM. Davaine et Pasteur, on fit de nombreuses recherches. Chaque observateur crut avoir trouvé le parasite de l'affection. La suite nous

(1) Recherches cliniques et anal. sur les affections pseudo-membraneuse.

dira ce que valent ces expériences et ces découvertes que, faute de temps, il nous a été impossible de contrôler. Nous les exposerons dans nos chapîtres d'anatomie pathologique et de pathologie expérimentale, nous réservant d'insister plus longuement sur le terrain de la clinique où le fait probant dont nous avons parlé plus haut se trouve consigné et discuté.

ANATOMIE PATHOLOGIQUE

«Le difficile n'est pas de trouver un microbe dans telle ou telle maladie; cette recherche est enfantine : il y en a partout, sur tout et dans tout ; mais il s'agit de trouver tel bactérien spécial qui se rencontre, invariablement et toujours le même, dans une même maladie et qui soit lié à elle comme l'acarus est lié à la gale ; de plus, il ne doit jamais se rencontrer, comme cause, dans aucune autre affection (1).» Nous verrons par la suite combien les recherches qui ont été faites sont loin de réaliser cette proposition.

En 1861, avons-nous dit, M. le professeur Laboulbène avait signalé des micro-organismes dans les fausses membranes dont la composition serait la suivante : Une sorte de gangue, matière amorphe, parsemée de granulations moléculaires agitées d'un vif mouvement brownien, de la fibrine offrant l'aspect de fibrilles plus ou moins régulièrement entrecroisées ; la matière amorphe et la fibrine enveloppent les éléments suivants : des globules de pus, des leucocytes, des matières grasses, des éléments

(1) Botanique cryptogamique, par L. Marchand, p. 301, 1882.

épithéliaux, parfois des végétaux sous forme de spores ou de mycélium, et enfin des vibrioniens des genres *bacterium* et *vibrio*, surtout du premier genre, ayant le corps filiforme et raide. Ces vibrioniens paraissaient distincts des fragments brisés du *leptothrix buccalis*, et assez faciles à reconnaître. Mais la découverte de ces parasites fut laissée de côté jusqu'en 1867, époque où parut le mémoire de Tigri, qui, tout en attribuant à un *cryptogame rameux articulé* la cause spécifique de la diphthérie, confondit sous la même dénomination les différents champignons pathogènes de la cavité buccale.

En 1868, Letzerich (1) signale dans les crachats et dans les fausses membranes diphthéritiques les spores d'un cryptogame et les tubes d'un mycélium qu'il appela le *zygodesmus fuscus*. Il en fit l'agent spécifique de l'affection ; mais plus tard il renonça lui-même à cette opinion.

A la même époque, Hueter et Tomasi (2) auraient trouvé dans le sang de sujets atteints de diphthérie, de petits corpuscules, les uns ronds, les autres ovales, animés de mouvements. Ils les considérèrent comme les agents septiques de la maladie.

Œrtel (3) découvrit la même année (1868), dans les couches superficielles et profondes des fausses membranes, des spores de cryptogame qu'il appela *micrococcus* et *bacterium termo*, et les rangea avec le professeur Hallier (d'Iéna) dans le groupe des bactéries. Il les retrouva dans

(1) Virchow's Arch, 1868.
(2) Centralblatt, 1868.
(3) Bay. Arztl. intellig. Bl., 1868, n° 31.

l'épaisseur de la muqueuse, dans les vaisseaux lymphatiques, dans les ganglions et même dans les reins.

En 1869, Trendelenburg (1), puis Nassilof (2) et Classen (3) de Rostock, imbus des idées de Œrtel, de Hueter
et de Tomasi, les adoptèrent après de nouvelles expériences couronnées de succès.

Pendant ce temps, Letzerich (4) poursuivait ses recherches, et, en 1874, présentait son micro-organisme et
les phases successives par lesquelles il passe. Ces phases sont les suivantes :

1° *Des masses de microspores* composés d'une substance fondamentale striée et presque hyaline ; cette substance donne lieu à de petits corpuscules ronds dont l'aug-
mentation de volume constitue :

2° *Des globules de plasma* qui atteignent parfois des
dimensions étonnantes, ont l'éclat de la cire et sont facile-
ment confondus avec les gouttelettes graisseuses. Les
globules ordinairement sphériques peuvent prendre différentes formes dans les mailles du tissu amygdalien et
dans les exsudats; assez souvent ils fournissent des pro-
longements qui, en se détachant, constituent des corpuscules plasmatiques indépendants. Dans leur protoplasma
brillant apparaissent des micrococcus ; plus tard il se
forme dans ces masses de micrococcus de petits corpuscules ronds qui composent ainsi la troisième variété :

3° *Des vésicules de micrococcus* qui, par leur rupture,

(1) Ueber die contagiosität und locale natur der diphtheritis. Arch.
f. klin. chir., t. X, 1869.

(2) Ueber die diphtheritis. Virchow's Arch., t. L, 1870.

(3) Virchow's Arch., t. LII, 1871.

(4) Mikrochemische Reactionen des diphtheriepilzes. Berlin klin.
Wochens., 1874, n° 6.

fournissent des gazons de micrococcus produisant sur un terrain favorable :

4° Une forme pure de *champignon de gangrène*, que l'auteur baptise du nom de : *Tilletia diptheritica*. Mais cette variété rare ne se rencontre guère que dans l'exsudat laryngé.

Mais le rôle de ces champignons n'est pas le même dans toutes les formes de la diphthérie : dans la diphthérie locale, Letzerich (1) croit que le parasite pénètre dans la couche de Malpighi en déterminant de larges plaques d'exsudats, tandis que dans la diphthérie générale, il donne naissance à des embolies parasitaires, produisant des désordres nutritifs des tissus, la destruction des éléments cellulaires et une sorte de décomposition générale, agissant à son tour comme poison sur l'organisme.

Enfin Recklinghausen (2), Rosenbach (3), Zitt (4) et Eberth (5), après avoir trouvé des microphytes dans les reins, dans le cœur et dans d'autres organes, formulent cette conclusion que sans micrococcus il n'y a pas de diphthérie. Mais ces auteurs sont loin d'être d'accord sur les caractères, la forme, le volume, la quantité et l'action de ces organismes. Eberth même semble admettre que le *micrococcus diphtheriticus*, de Cohn une fois parvenu dans le torrent de la circulation, détermine la maladie connue sous le nom de *septicémie*, et que cette

(1) Die locale und allgemeine diphthérie. Arch. für path. anat. und phys., t. LXI.
(2) Centralblatt, 1871.
(3) Ueber myocarditis diphtheritica. Virchow's Arch., 1877.
(4) Jahrb für Kinderheilk. Bd. XIV 1878.
(5) Corresp. Bl. d. Schweizer Aerzte, 1872.

action est due à des phases diverses de |la végétation du parasite.

A côté de ces travaux qui proclament la théorie dite parasitaire, malgré le désaccord le plus complet sur la nature même du parasite, il convient de citer ceux de J. Zahn (1), Billroth (2), C. Weigert (3), C. Schweninger (4), Bühl (5) en Allemagne, de Greenfield (6) en Angleterre. Pour ces auteurs, le micro-organisme n'est pas un fait constant, même dans les fausses membranes diphthéritiques ; sa présence dans les reins et dans les divers organes n'est qu'un phénomène cadavérique ; les inoculations n'ont jamais produit les lésions propres, locales et générales de la diphthérie ; en un mot, le rôle des micrococcus dans cette affection, n'est pas encore démontré.

M. le Dr Leloir en 1880, dans une étude sur le développement des productions pseudo-membraneuses naturelles et artificielles, arrive aux mêmes conclusions : « Les renseignements, dit-il, que l'on pourra tirer au point de vue clinique de l'examen histologique de la fausse membrane sont donc nuls. Il est vrai que l'on rencontre souvent dans les fausses membranes diphthéritiques, des parasites (spores rondes, bâtonnets, etc.) ; mais, outre que ces parasites ne se rencontrent pas constamment, on peut aussi les trouver dans d'autres

(1) Beiträge zur path. hist. der diphtheritis. Centralblatt, 1878.
(2) Virchow's Arch., 1874.
(3) Ueber croup und diphtheritis. Virchow's Arch., t. LXX, u. LXXII.
(4) Studien über diphtherie und croup. Buhl's mittheilungen a. d. path. inst. zu Munchen, 1878.
(5) Stuttgart, Enke, 1878.
(6) Histologie de la diphthérie. Brit. méd. J., 1874.

fausses membranes et même dans les simples angines catarrhales, sauf peut-être les boules de Bolderew, qui sont d'ailleurs très rares et difficiles à reconnaître. »

En 1881, M. le professeur Cornil (1), en examinant des fausses membranes rejetées à la suite d'une trachéotomie, a rencontré :

« 1° De très nombreux petits corps sphériques ou ovoïdes réfringents, ayant moins de 1 millième de millimètre de diamètre, isolés (micocroccus) ou réunis en amas plus ou moins volumineux (Zooglæa) ;

« 2° Une grande quantité de petits bâtonnets simples, très étroits, animés de mouvements divers, et en quantité telle, que le liquide obtenu par le raclage de la fausse membrane en est devenu opaque ;

« 3° Des cellules lymphatiques et des filaments de fibrine. »

Il remarqua toutefois que les micrococcus sont plus rares dans les profondeurs de la fausse membrane.

Dans le liquide laiteux obtenu en raclant avec un scalpel la surface de section d'un ganglion sous-maxillaire provenant d'une angine toxique primitive, M. le professeur Cornil « a constaté un grand nombre de micrococcus et de bâtonnets semblables à ceux des fausses membranes. Il y avait donc, dit-il, en résumé, dans les ganglions une inflammation très nettement caractérisee, causée par la présence des microcytes. »

Il a également rencontré ces mêmes parasites dans les vaisseaux d'un poumon chez un sujet diphthéritique ayant succombé à une broncho-pneumonie.

En somme, il semble ressortir clairement de cette

(1) De l'inflammation chronique es amygdales, Arch. de phys., p. 372, 1881.

étude anatomo-pathologique, qu'il existe certainement des parasites en nombre même considérable. Quelle en est la nature et leur rôle, au point de vue du développement de la diphthérie?

C'est ce que nous nous promettons d'étudier dans notre chapitre suivant.

PATHOLOGIE EXPÉRIMENTALE.

En présence d'opinions si nombreuses et d'une quantité de microbes aussi différents, il n'y a pas lieu de s'étonner des résultats contradictoires auxquels sont arrivés les expérimentateurs.

Et d'abord si le microbe existe, est-ce bien sur les animaux que l'on doive expérimenter, en d'autres termes, ces derniers sont-ils aptes à contracter la diphthérie?

Souvenons-nous de cette parole de Virchow : «L'homme prend toutes les maladies des animaux, tandis que ceux-ci ne prennent que difficilement celles de l'homme. »

Et en cas de succès, est-on en droit de conclure des animaux à l'homme?

Ce sont autant de questions auxquelles les recherches dont nous allons parler ont essayé de répondre.

On sait déjà que Tigri (1), Letzerich, Hueter et Tommasi avaient découvert des parasites dans les fausses membranes. Ces derniers, après plusieurs inoculations faites avec succès sur des lapins, retrouvèrent ces mêmes organismes dans le sang de ces animaux.

(1) Note sur la cause spécifique de la diphthérie. Bul. Acad. de méd., 2 janvier 1867.

En 1869, Trendelenburg (1) pratique sur 68 lapins, dans différentes régions, des inoculations avec des fausses membranes diphthéritiques ; 11 fois il réussit à reproduire la lésion primitive et la maladie générale.

Des essais analogues tentés par Nassiloff (2) et Classen de Rostock (3), sur des chiens et des lapins eurent, au dire des auteurs, un plein succès.

Eberth (4), que nous avons déjà cité, occasionna tantôt la diphthérie, et tantôt la septicémie, selon l'état et peut-être selon le caprice de son microbe.

Rosenbach (5) va plus loin dans ses recherches. En 1877, après avoir trouvé des micrococcus dans les interstices u tissu connectif de cœurs atteints de myocardite diphthéritique, se fondant sur la théorie parasitaire de ses prédécesseurs, se livre à une série d'expériences propres à la confirmer. Avec du muscle cardiaque pris sur des sujets morts de diphthérie, il fait 18 inoculations et obtient 8 succès, c'est-à-dire des lésions comparables à celles obtenues par l'inoculation directe d'exsudats diphthéritiques, lésions bien différentes de le scepticémie.

Chez trois lapins qui moururent par asphyxie, à la suite d'inoculations faites dans la trachée avec du muscle cardiaque d'un enfant mort de diphthérie, il constata des tubes de fausses membranes jusque dans les ramifications bronchiques.

Par contre, l'auteur fait des expériences comparatives

(1) Loc. cit.
(2) Loc. cit.
(3) Loc. cit.
(4) Loc. cit.
(5) Loc. cit.

et pratique 28 inoculations avec des produits morbides quelconques et n'obtient que des insuccès, sauf avec une plaque érysipélateuse qui donne une sorte de fausse membrane sur le point inoculé.

Après des résultats aussi merveilleux, la question semblait tranchée au premier abord ; cependant rien ne nous prouve, dans les expériences soi-disant décisives de ces auteurs, que la mort d'un nombre plus ou moins considérable d'animaux ait été occasionnée plutôt par une diphthérie véritable que par septicémie. Or, M. Pasteur et M. le professeur Vulpian ont montré à l'Académie de médecine, en 1881, qu'une injection sous-cutanée, faite avec de la salive d'individus bien portants ou à divers états pathologiques, tue aussi sûrement les cobayes et les lapins que l'inoculation du virus le plus toxique. Et de nouvelles recherches entreprises par Sénator (1), Billroth (2), Weigert (3), Zahn (4), Schweninger (5), leur permirent d'affirmer que les lésions locales ou générales de la diphthérie, engendrées par un parasite, étaient loin d'être démontrées.

Tous ces travaux préoccupèrent vivement les esprits en France ; et malgré les courageuses tentatives pratiquées sans succès sur eux-mêmes, par Trousseau (6) et M. le professeur Peter (7), tentatives dont nous parlerons plus

(1) Ueber diphthérie. In Arch. für path. anat. und. phys., t. LVI, 1872.
(2) Loc. cit.
(3) Loc. cit.
(4) Loc cit
(5) Loc. cit.
(6) Cliniques médicales.
(7) Th. de Paris, 1859.

loin, on fit de nouveaux essais d'inoculation sur les espèces animales.

« *Dans une 1re série d'expériences*, raconte M. le Dr Labadie-Lagrave, dans sa thèse inaugurale en 1873, nous
avons inoculé sous la peau de trois lapins jeunes et bien
nourris, des lambeaux de fausses membranes fraîches,
au moment où elles venaient d'être expulsées, après l'opération de la trachéotomie, et dans aucun des trois cas
nous n'avons pu développer d'exsudation diphthéritique.

« *Dans une 2e série d'expériences*, nous avons in-
jecté, dans la veine crurale d'un fort lapin, du sang d'un
enfant mort de diphthérie nasale pharyngée et laryngienne, sans déterminer, sur cet animal, la moindre lésion diphthéritique ou autre. »

L'auteur ajoute que : « Cet essai infructueux, d'inoculation directe, qui semblerait plaider en faveur de la
non-spécificité de la diphthérie, ne doit pas paraître très
concluant. »

« Enfin, *dans une dernière série d'expériences*, nous
avons introduit dans le larynx et la trachée de deux lapins, des fausses membranes expulsées sur des enfants
atteints de croup, en pratiquant sur ces animaux la trachéotomie préalable. Dès le lendemain, douze heures
après l'opération, les deux lapins étaient morts d'asphyxie, par suite de l'obstruction de leur canule. Mais
en ouvrant le larynx et la trachée, nous pûmes constater
déjà la présence de fausses membranes en voie d'organi-
sation, et la muqueuse exulcérée au-dessous. »

Ces expériences mettent hors de doute que la fausse
membrane seulement, mise en contact avec les voies respiratoires seules, et non ailleurs, est susceptible de reproduire l'affection primitive. C'est, du reste, ce que

Gustin.   2

M. le Dr Duchamp a fort bien démontré deux ans plus tard dans sa thèse inaugurale, en 1875, dont voici les conclusions :

« A l'aide du microscope il ne nous a pas été permis de reconnaître le parasite propre au processus diphthéritique.

« 1° Les fausses membranes du croup, transportées du larynx de l'homme dans le larynx et la trachée du lapin, peuvent donner lieu au développement du processus diphthéritique.

« 2° En l'absence des fausses membranes, les produits (bactéries, vibrions, ganglions) recueillis dans le larynx de l'homme atteint de croup, et transportés dans celui du lapin, paraissent perdre la même propriété ; cependant ils sont très nocifs.

« 3° Cette nocivité ne saurait être mise sur le compte du traumatisme ; en effet, l'eau distillée est absolument sans action.

« 4° L'injection dans la veine jugulaire ou dans le tissu cellulaire sous-cutané du lapin, des fausses membranes provenant du larynx de l'homme, paraît tout au moins constituer un moyen défavorable à la reproduction du processus diphthéritique. L'un de nos sujets est mort d'une phlébite suivie de pyohémie, l'autre a succombé à une forme de septicémie.

« 5° Les réinoculations semblent affaiblir les propriétés nocives des éléments virulents. Dans les expériences que nous avons tentées du lapin au lapin, nos résultats ont été constamment négatifs.

« 6° En l'absence de fausses membranes, les produits recueillis dans le larynx de l'homme et placés sous l'épiderme du lapin ne provoquent pas le développement du processus diphthéritique chez ce dernier animal ; il peut même ne survenir aucun accident.

« 7° Les inoculations cutanées des fausses membranes provenant du larynx de l'homme nous ont également donné des résultats négatifs sur le lapin et sur le cheval. »

Des expériences aussi variées que nombreuses faites par M. le Dr Homolle (1) n'ont jamais rien produit qui pût être comparé à la diphthérie humaine.

Le 19 avril 1879, M. le Dr Laborde rapporte à la Société de Biologie avoir déterminé une stomatite ulcéro-membraneuse sur une portée de jeunes chats en leur faisant avaler dans leurs aliments des fausses membranes de sujets atteints de diphthérie. Il conclut en disant qu'il faut nécessairement une plaie, une porte d'entrée pour réussir dans la transmission de la maladie.

A la suite d'une communication faite par M. le Dr Nicati à la Société de médecine publique, au sujet de la diphthérie des volailles, qu'il supposait pouvoir être transmissible aux autres espèces animales et à l'homme lui-même, M. Trasbot (2) entreprit avec un de ses élèves trois séries d'expériences qui ne donnèrent aucun résultat. Avec des fausses membranes prises sur des volailles diphthéritiques, jamais sur les mammifères, il ne put reproduire l'affection ; et son élève, M. Friez, se badigeonna la gorge avec une fausse membrane, l'ingurgita, et mangea ensuite avec plusieurs personnes la poule malade sans qu'on ait eu à constater aucun malade. Seules les inoculations sur les gallinacées reproduisirent la diphthérie de la volaille qui, pour nous, semble être, du

(1) Contribution à l'étude de la diphthérie. Lille, 1875.
(2) Gaz. méd. Paris, 1879.

moins dans ce cas, bien différente de la diphthérie de l'homme.

Quelques mois après cette communication de M. Trasbot à la Société de biologie sur la non-réussite dans ses essais de transmission de la diphthérie des volailles aux divers mammifères, M. Talmy (1) prétendit qu'en modifiant le milieu, on arriverait peut être à changer les résultats. C'est-à-dire qu'en élevant la température des animaux en expérience, contrairement à l'idée de M. Pasteur qui abaisse celle des poules pour leur transmettre le charbon, on doit avoir de grandes chances de réussir. Malheureusement l'auteur n'a fait aucune expérience relative à la thèse qu'il soutient.

Voici les conclusions des expériences tentées par M. Raynal (2) pour inoculer la diphthérie à des poules :

« On a fait respirer bec à bec une poule en bonne santé avec une poule malade (d'angine couenneuse) ; sur une autre on a inoculé par piqûre et par frottement les débris saignants des fausses membranes ; le résultat a toujours été négatif. »

Après les expériences de MM. Labadie-Lagrave et Duchamp qui n'ont occasionné la diphthérie que par la mise en contact des fausses membranes seules avec le larynx seulement, faut-il conclure à l'inoculabilité de la maladie ? Ce nous semble encore trop prématuré. Pour trancher la question il eût fallu des cultures et de nouveaux essais que les auteurs n'ont pas faits. C'est alors que M. Talamon (3) vint communiquer le résultat de ses recherches à la Société anatomique en 1881.

(1) Eodem loco, 1879.
(2) Nouv. Dict. des sc. vétér., par MM. Bouley et Raynal, t. I, p. 605.
(3) Du microbe de la diphthérie. Prog. méd., 1881.

Dans un premier mémoire, l'auteur cherche à démontrer, par la culture du champignon pris dans divers organes, que c'est bien l'organisme inoculé et non la septicémie qui a déterminé la mort. Sur un malade atteint de diphthérie toxique, entré à l'Hôtel-Dieu, il obtint constamment le même parasite dans la culture des fausses membranes pendant les dix jours que dura la maladie. Le champignon de M. Talamon n'a aucun rapport avec ceux qu'ont décrits les auteurs; « à l'état de complet développement, il se présente sous la forme de mycéliums et de spores caractéristiques. Les mycéliums sont tantôt sous la forme de tubes longs, cloisonnés de distance en distance, d'une réfringence spéciale, en général très clairs; ils ont depuis 2 jusqu'à 4 et 5 millièmes de millimètre de large.

« Quand les conditions de croissance sont bonnes, ils s'allongent extrêmement, se bifurquent de temps en autre, et les bouts bifurqués sont par eux-mêmes très caractéristiques; ils dessinent par leurs branches légèrement incurvées une figure qu'on ne peut comparer plus exactement qu'à une lyre ou à un diapason. D'autres fois, les mycéliums ne s'allongent pas ainsi; tout en se multipliant de manière à couvrir rapidement la surface du liquide de culture, ils restent courts, prenant des formes bizarres, dont la plus commune peut être comparée à une béquille; il existe alors une foule de bâtonnets droits, de 3, 4 millièmes de millimètre de large sur 15, 20, 40 millièmes de long.

« Les spores sont de deux espèces : des spores rondes ou ovales qu'on peut appeler les spores de germination, et des spores rectangulaires qui représentent le dernier terme du développement du champignon et que nous appellerons des *conidies*. Ces dernières caractérisent l'espèce ; elles ont la forme de petits rectangles dont la grandeur est très variable ; la largeur varie depuis 1 à 2 jusqu'à 7 et 8 millièmes de millimètre et quelquefois plus. Leur longueur varie de même depuis 5 à 6 jusqu'à 10 et 15 millièmes de millimètre. Tantôt elles sont isolées, tantôt par 2, 3 ; très souvent en chapelets de 10, 12 16 grains, ou en chaînettes brisées en zigzags. Homogènes d'abord, elles se remplissent bientôt de petits grains ronds, très brillants, du volume des micrococcus ordinaires, et qui, pour moi, sont le véritable germe du champignon ; je me borne pour le moment à ces quelques observations.

« Les spores rondes ou légèrement ovales sont celles dont l'allongement constitue le mycélium ; ces spores apparaissent comme des points clairs de 3, 4, 5 millièmes de millimètre de diamètre au milieu d'une matière granuleuse disposée en amas plus ou moins étendus, qui représentent ce qu'on appelle des *zooglœa*.

« J'ai inoculé sur la muqueuse buccale et nasale ou fait ingérer le microbe que j'ai décrit à six lapins, deux cobayes, quatre grenouilles, un coq et quatre pigeons. Les six lapins sont morts au bout de six, huit, dix et dix-huit jours..... Chez ces derniers, j'ai retrouvé, souvent avec le microscope seul, d'autres fois par la culture, le microbe, constamment dans la sérosité du péritoine, très souvent dans le péricarde, souvent aussi dans les reins. Jamais la culture du sang pris dans le cœur n'a redonné l'organisme.

« Des deux cobayes, un seul est mort, l'autre a résisté. J'ai fait avaler à des grenouilles des flocons de mycélium, à deux ou trois reprises : les grenouilles replacées

dans leur bocal sont mortes, huit, dix et onze jours après
la dernière ingestion. Elles étaient pour ainsi dire far-
cies de microbes. Ici encore le liquide du péritoine a reproduit par la culture le microbe, mais le sang pris
dans le cœur qui battait encore n'a rien donné dans un
cas. Dans un autre, il a donné des bactéries. J'ai placé
la quatrième grenouille dans l'eau où avait vécu une des
grenouilles inoculées. Cette eau contenait de nombreuses
conidies. Au bout de dix jours, la grenouille était morte,
et j'ai retrouvé l'organisme disséminé par tous les tissus.

« J'ai fait avaler au coq quelques flocons de mycélium ; au bout d'une huitaine de jours, voyant qu'il ne
paraissait pas malade, j'ai voulu le refroidir et je l'ai
laissé vingt-quatre heures les pattes dans l'eau, suivant
le procédé employé par M. Pasteur pour les réfrigéra-
tions des poules charbonneuses. Le coq s'est noyé accidentellement, son jabot présentait des points blancs,
dans lesquels on distinguait au microscope un grand
nombre de micrococcus et de spores rectangulaires.

« Enfin chez les quatre pigeons, j'ai réussi à reproduire les fausses membranes diphthéritiques. En grat-
tant rudement avec un bistouri la surface de la muqueuse, et en badigeonnant ensuite l'intérieur de la
bouche avec le produit de culture, j'ai vu se développer
au bout de vingt-quatre heures une épaisse membrane
qui tapissait les deux côtés de la bouche, la langue, le
voile du palais et l'arrière-gorge. Cultivée, cette fausse
membrane donnait constamment l'organisme. Deux pigeons étant morts, le liquide du péritoine, des reins et
du péricarde, cultivés également, le reproduisaient aussi.
Mais comme chez les lapins et les grenouilles, le sang

du cœur n'en contenait pas, et les ballons ensemencés avec ce sang restaient clairs. »

Dans une seconde communication à la Société anatomique, M. le Dr Talamon (1), après avoir rappelé que dans ses premières inoculations, les fausses membranes n'avaient pas dépassé l'arrière-gorge, présente cette fois les pièces anatomiques provenant de trois petits chats morts de diphthérie et dont les lésions s'étendaient depuis le pharynx jusqu'aux plus fines ramifications bronchiques.

Voici en quelques mots les détails de ces faits : « Au commencement de janvier, j'avais réussi à me procurer une chatte qui venait de mettre bas, avec ses trois petits. Ceux-ci n'ayant qu'une quinzaine de jours et tetant encore, furent placés le 4 janvier avec leur mère, au chenil du laboratoire, dans le compartiment où étaient morts les quatre lapins inoculés ; on les mit sur un panier avec la litière qui avait servi à ces lapins. Il est bon d'ajouter que le temps, à ce moment, était excessivement froid et que le chenil est fort humide. »

Les trois petits chats succombèrent, mais la mère, quoique atteinte également de diphthérie, en réchappa en raison de sa résistance plus grande.

Les lésions anatomiques étant les mêmes, voici seulement l'analyse de l'autopsie de l'un des trois petits chats.

Les narines ne contenaient pas de fausses membranes, mais seulement un liquide clair, séreux, dans lequel on décèle, à l'aide du microscope, des globules de pus, des cellules épitéliales, de la graisse et des micrococcus.

____

(1) Progrès méd., 1881.

L'arrière-gorge et surtout la partie supérieure du pharynx sont tapissées par une fausse membrane épaisse, blanc verdâtre, peu adhérente à la muqueuse.

Le larynx, la trachée et les bronches, aussi loin qu'on peut les suivre, sont revêtus d'une couche pseudo-membraneuse. L'aspect du larynx est le même que celui d'un enfant atteint du croup.

Au microscope, la structure est celle des fausses membranes trachéales de l'homme : réseau fibrineux, globules de pus, cellules épithéliales, graisse et un grand nombre de bâtonnets de $2\,\mu$ de large sur 7 à 8 μ de long, avec des masses claires, réfringentes et rectangulaires, rien n'y manque.

Les poumons sont le siège d'une broncho-pneumonie double et recouverts d'une pseudo-membrane fine, réticulée, dans laquelle abondent des spores typiques, rectangulaires et des bouts de mycélium.

La culture des fausses membranes a donné l'organisme caractéristique, mais seulement chez le troisième petit chat dont l'autopsie a été faite immédiatement après la mort. Chez les deux autres, dont l'autopsie n'a été faite qu'après vingt-quatre heures et plus, les cultures sont restées stériles. Fait qui s'est reproduit chez l'homme chaque fois que les fausses membranes ont été prises sur le cadavre après le délai réglementaire.

L'auteur conclut en disant qu'il est évident que les trois petits chats et leur mère ont pris la diphthérie par contagion dans le panier contenant les excréments des lapins inoculés antérieurement. Le froid humide n'a pu que contribuer au développement de la diphthérie. Quant au fait de la conservation des spores dans la litière du panier il n'est pas douteux ; car des crottins de lapins

trouvés dans le chenil et datant déjà de plusieurs semaines, ont donné par la culture le microbe diphthéritique.

Mais après ces expériences, où M. Talamon retrouve
constamment le même champignon, nous devons nous
demander quel rôle joue ce champignon dans les lésions
d'apparence réellement diphthéritiques? Est-ce un rôle
actif ou un rôle secondaire en modifiant par sa présence
l'état du milieu? Ou bien est-il resté indifférent au phénomène, tout en se développant sur les surfaces ense-
mencées et dans les diverses cultures? Malheureusement, dit M. Duclaux (1) : « Rien dans le travail de
M. Talamon ne permet de se décider entre ces trois hypothèses, parce que nulle part, nous ne voyons qu'il ait
été fait de culture pure ni décrit de procédé suffisant pour
en obtenir. »

Presque en même temps que M. Talamon faisait ses
recherches, le Dr Everett (2) (J.-T.), en Amérique, prati-
quait de nombreuses inoculations sur des chats et sur
des lapins avec des produits diphthéritiques, non pour
démontrer l'inoculabilité de l'affection, pour lui la chose
ne semble pas douteuse, mais surtout dans le but d'arri-
ver à entraver par les différents agents antiseptiques les
progrès de la maladie.

Ses tentatives d'inoculation réussirent presque toujours. Quant aux différents corps solides, liquides ou
gazeux dont il se servit pour arrêter la marche des phénomènes, les résultats furent douteux. Il n'en pouvait
être autrement, car l'auteur n'a pas constamment reu-

(1) Ferments et maladies, 1882.
(2) Investigations in relation of the diphtheritic poison, with numerous inoculations. Med. and surg. Reporter, Phil., 1881,

contré des micrococcus et des bactéries dans ses fausses membranes, organismes indispensables pour le but qu'il se proposait.

Aussi, à la suite de ces expériences, il conclut par les hypothèses suivantes : le virus peut bien n'être qu'un agent chimique puisque les bactéries manquent quelquefois ; dans le cas contraire, ces dernières peuvent accompagner accidentellement le poison ou encore en être simplement le véhicule.

Cependant pour tous les expérimentateurs dont nous venons de passer en revue les travaux, la présence d'un microbe semble absolument indispensable à la production des phénomènes morbides de la diphthérie et des maladies contagieuses en général. C'est la théorie soutenue par M. Pasteur avec autant de chaleur que de succès ; mais elle a rencontré de nombreux contradicteurs dont nous ne citerons que les plus autorisés. S'il faut en croire Panum (1) : « Un liquide qui peut conserver ses propriétés spécifiques, après avoir été filtré, bouilli, évaporé au sec et dont le résidu a été traité par l'alcool froid et par l'alcool bouillant, puis dissous de nouveau et encore filtré, ne peut pas conserver la propriété d'entretenir la vie d'organismes quelconques. »

Et pour M. le professeur Robin (2) : « La cause des troubles morbides est due à des changements survenus dans la quantité et la nature des principes immédiats de la substance même des tissus et des humeurs. Ce sont alors ces altérations qui rendent possible le développe-

---

(1) Rev. intern. des sc. biol., 1880, p. 530, p. T. R. Lewis.
(2) Histoire naturelle des végétaux parasites de l'homme, p. 287.

ment de spores de très petit volume. La multiplication des végétaux microscopiques est un épiphénomène et non la cause déterminante et spécifique même. La présence du parasite végétal est une complication prise pour la cause. »

T. R. Lewis (1) n'est pas moins affirmatif. Pour lui, « il est de toute évidence que ces microphytes ne sont que des éphiphénomènes, que le changement de liquide du corps se fait avant qu'on puisse découvrir la moindre trace de leur présence. »

Et si, avec M. Pasteur, qui en a montré le côté faible, nous repoussons l'opinion de ces auteurs pour en revenir à l'existence active et nécessaire d'un micro-organisme dans le développement du processus diphthéritique, quelle classification adopterons-nous pour ce microbe? C'est un végétal cryptogamique, la chose n'est pas contestée.

Pour Tigri et Letzerich, c'est un schizomycète; Eberth, au contraire, le range dans la famille des algues, les schizophycètes. Mais à quel groupe de ces familles appartient-il? Est-ce un *micrococcus*, un *bacillus*, un *bactérium*, un *spirillus*, un *vibrio*? C'est ce que les expérimentateurs n'ont point encore élucidé. Pour nous, qui n'avons pas fait de recherches spéciales sur ce sujet, nous avouons humblement notre incompétence et nous laissons à des gens plus autorisés le soin de décider toutes ces questions.

(1) Trad. fr. Paris, 1880, p. 88.

DISCUSSION CLINIQUE

C'est ici, dans le domaine de la clinique, que nous nous proposonsd'apporter et de discuter les faits qui nous ont décidé à entreprendre cette étude. Qu'on nous pardonne les longueurs de l'anatomie pathologique et de la pathologie expérimentale, nous avons cru bien faire en exposant l'état de la science sur cette question en raison des tendances actuelles d'une classe nombreuse de praticiens distingués, à rapporter à l'influence d'organismes inférieurs le développement des phénomènes morbides des maladies contagieuses.

Cette question de l'inoculabilité de la diphthérie ne date pas d'aujourd'hui ; déjà Bretonneau l'avait agitée dans son Traité en disant que : « des faits sans nombre ont constaté que ceux qui soignent les malades ne peuvent contracter la diphthérie, si la sécrétion diphthéritique, à l'état liquide ou pulvérulent, ne se trouve pas en contact avec une membrane muqueuse molle ou amollie, ou bien avec la peau sur un point dénudé de son épiderme ou de son épithélium, et cette application doit être immédiate. En un mot, c'est de tout point une véritable inoculation, seul mode de transmission du mal égyptiac. »

Comme nous le voyons, non content d'affirmer l'inoculabilité de la diphthérie, Bretonneau soutient que c'est le seul mode de transmission. C'était aller un peu loin de la part d'un observateur aussi consciencieux.

Trousseau cite dans ses cliniques ses essais infructueux de la façon suivante : « En 1828, j'ai trempé une lancette dans une fausse membrane que je venais d'extraire d'une plaie diphthéritique, et je me suis fait une piqûre au bras gauche et cinq ou six sur les amygdales et le voile du palais. J'ai vu se développer sur le bras, à l'endroit de la piqûre, une vésicule assez semblable à celle de la vaccine, mais rien ne s'est montré sur la membrane muqueuse. »

Plus tard, pendant le cours de sa mission en Sologne, il vit une femme qui, en allaitant son enfant affecté de la diphthérie buccale, avait contracté une diphthérie du mamelon. Le mal s'était étendu au sein avec production de fausses membranes et tuméfaction excessivement douloureuse.

Ces faits contradictoires laissèrent un doute dans l'esprit de cet habile clinicien, puisqu'il s'exprime de la façon suivante : « Il se peut, dit-il, que la diphthérie ne soit pas plus inoculable que ne le sont la rougeole, la scarlatine, la coqueluche, maladies dont personne ne met plus en doute cependant les propriétés contagieuses. »

En 1859, M. le professeur Peter fit renaître cette question dans une thèse où il raconte ses tentatives infructueuses restées célèbres, qu'il pratiqua sur lui-même puis M. le D᷍ J. Bergeron la fit mettre à l'ordre du jour de la Société médicale des hôpitaux à l'aide d'observations nouvelles consignées à la fin de notre thèse et dont nous parlerons bientôt.

Dans un premier cas, M. le professeur Peter, en pratiquant une trachéotomie, reçut sur l'œil gauche une fausse membrane semi-liquide et dont la portion la plus fluide s'introduisit entre la paupière et le globe oculaire. Il ne se manifesta aucun phénomène fâcheux, quoiqu'il eût négligé de laver le point contaminé. Dans un second

cas, il se badigeonna les amygdales, les piliers du voile
du palais et la partie postérieure du pharynx avec un
pinceau de charpie chargé de matière diphthéritique. Le
résultat fut négatif. Enfin, dans un troisième cas, après
s'être inoculé avec une lancette, sur la partie médiane
et sur les parties latérales de la membrane muqueuse
de la lèvre inférieure, une goutte de substance puriforme
rejetée par un enfant trachéotomisé, il n'en éprouva pas
plus de dérangement dans sa santé que précédemment.

Après ces essais infructueux, il était certes permis à
ce hardi expérimentateur de conclure que l'inoculabilité
de la diphthérie est improbable ou du moins difficile à
réaliser. Cependant, malgré tout le respect que nous lui
devons, il nous semble que les deux premières expériences sont loin de réaliser les conditions voulues de
réussite. On cherche en vain la porte d'entrée du poison
qui, pour certains auteurs, et en particulier pour Bréton-
neau et M. le Dr Laborde cités plus haut, est indispensable
à la transmission de la maladie. M. le professeur Peter est
du reste le premier à le reconnaître. Mais le troisième
cas où ces conditions existent, est-il plus démonstratif?
Là encore nous pouvons opposer une objection sérieuse,
la réceptivité, l'état d'opportunité morbide, sans laquelle
aucune maladie ne saurait nous atteindre. Ne voyons-
nous pas en effet assez souvent des gens réfractaires aujourd'hui à la variole la contracter demain en s'exposant aux mêmes causes et en fréquentant pourtant les
milieux infectés, auxquels ils ont échappé la veille? De
même pour le vaccin, ce virus si éminemment inoculable,
n'est-il pas généralement admis qu'il peut ne pas prendre à la première opération chez un sujet qui n'a jamais

été vacciné, et réussir à la seconde quelques jours plus tard?

Du reste, il faut bien le reconnaître, a l'époque où parut le travail de M. le professeur Peter, les faits d'inoculation par le contact immédiat de l'exsudat diphthéritique avec les voies aériennes n'étaient pas nombreux. Et quoique les résultats obtenus par la pathologie expérimentale doivent être acceptés avec la plus grande réserve, nous ferons observer que MM. Labadie-Lagrave, Duchamp et Talamon surtout ont presque constamment réussi à reproduire les lésions de la diphthérie quand ils ont déposé dans l'arrière-gorge des productions pseudo-membraneuses. Ces expériences ne semblent-elles pas expliquer la contagion chez MM. Herpin de Tours, et Gendron de Chateau-du-Loir qui reçurent des débris de fausses membranes l'un sur les narines, l'autre sur les lèvres en pratiquant une trachéotomie? Faut-il citer Valleix, Blache fils et tant d'autres qui, frappés de la même façon par cette terrible maladie, tiennent une page si glorieuse dans le martyrologe de la science?

Sans doute il y avait là un milieu de propagation dont il faut bien tenir compte, mais en présence de ces faits, si la contagion à distance par les produits émanés du malade n'est contestée par personne, est-il plus invraisemblable d'admettre que le contact immédiat de ces produits avec la cavité buccale ne puisse engendrer l'affection? Nous le pensons pas, surtout si le terrain est dans des conditions favorables pour la réceptivité du poison, tel qu'un froid humide par exemple.

Dans les deux observations de M. le Dr J. Bergeron, les faits rapportés offrent peut-être plus de prise à la critique (1). Car si dans les deux cas il y a eu piqûre du doigt en pratiquant une autopsie, nous ferons observer avec M. le Dr Roger qu'il ne s'est produit sur l'une et l'autre piqûre aucune exsudation pseudo-membraneuse ; que chez le Dr Loreau la première manifestation de la maladie sur l'amygdale droite apparaissant au bout de quinze jours, la période d'incubation eût été trop longue, qu'en un mot l'influence du froid humide combinée avec le milieu a pu contribuer au développement de l'affection.

Chez M. Baudrey, où les symptômes du côté de l'arrière-gorge se montrèrent quatre jours après l'autopsie qu'il avait faite, contre la possibilité d'une inoculation on a fait valoir l'indisposition préalable dont il souffrait ; et si nous y ajoutons le lavage du doigt blessé et la succion au point lésé, peut-être y a-t-il lieu d'admettre avec M. le Dr Roger une pure coïncidence. Cependant l'influence du milieu dans le premier cas et la coïncidence dans le second particulièrement, ne nous donnent pas une entière satisfaction. L'inoculation n'est pas évidente, mais en l'état actuel de la science nous ne sommes pas éloigné de croire avec M. le Dr J. Bergeron à sa possibilité.

Si la manifestation de la diphthérie par une production pseudo-membraneuse *in loco læso*, production qui a manqué dans les deux observations précédentes, semble absolument indispensable au développement de l'affection, nous sommes loin d'en nier l'importance. Bien au contraire elle donne plus de poids aux faits

____

(1) Voir pièces justificatives.

rapportés par le Dr Bonnet, Guersant, M. le professeur G. Sée et Paterson d'Aberdeen.

Dans l'un, c'est une femme qui, en voulant cautériser la gorge de son enfant atteinte du mal, est mordue au doigt et voit se développer sur la plaie une fausse membrane.

Dans un autre, au collège de la Flèche, c'est un enfant affecté d'engelures, qui, ayant marché pieds nus sur le pavé de l'infirmerie imprégné des crachats d'un camarade couchant près de lui et malade de la diphthérite, présenta bientôt entre les doigts des eschares membraneuses. Là encore est-il plus logique d'admettre une contagion, ou plutôt une inoculation à distance par l'air ambiant qu'une inoculation par contact immédiat de la matière diphthéritique contenue dans la salive et dans les crachats, sur les diverses parties du corps offrant une solution de continuité?

Le fait de M. le professeur G. Sée n'est pas moins concluant. Il s'agit d'une femme qui, en allaitant un autre enfant présentant une diphthérie vulvaire et buccale, contamina le sien en lui donnant le sein. En allant voir ce dernier entré à l'hôpital elle contracta elle même la maladie, et la passa ensuite à son second enfant habitant avec elle. Nous croyons inutile d'ajouter quoi que ce soit aux arguments soutenus par M. G. Sée, qui « maintient le mot d'inoculation dont il s'est servi en raison de la filiation évidente des accidents. Il n'a pas vu la diphthérie vulvaire, mais la nourrice en donne une description qui ne laisse pas de doute. Comment a eu lieu le transport de la vulve aux lèvres; c'est ce que l'on n'a pas pu déterminer, et ceci importe peu; mais une fois les lèvres de la petite fille attaquées, nous voyons l'autre enfant contracter la diphthérie, juste dans le même point, parce que ses lèvres ont touché le sein contaminé par les lèvres du premier enfant. Enfin la mère elle-même devint malade en embrassant les lèvres de son enfant. Dans ces deux cas c'est bien l'inoculation par contact direct ; la maladie a débuté par les parties que le produit diphthéritique avait touchées, et non par une angine et un croup, comme dans le cas d'infection générale primitive. La jeune sœur est au contraire un exemple de contagion sans inoculation, car chez elle les accidents ont débuté par la gorge et par le larynx sans aucune manifestation aux lèvres. »

Paterson d'Aberdeen a rapporté une observation de la plus grande valeur et des plus intéressantes. Un jour il est consulté par un homme pour un doigt malade dont la surface palmaire sur la moitié de son étendue environ était recouverte par une exsudation membraneuse d'une teinte grisâtre et d'une consistance molle. Cet homme lui raconte que s'étant fait, à l'aide d'un canif, une blessure à un doigt, il introduisit ce dernier dans la gorge de son enfant atteint de diphthérie, pour le débarrasser de quelque chose qui l'étouffait. Les phénomènes apparurent alors dans l'ordre suivant ; 1° lésions diphthéritiques sur le doigt et symptômes généraux ; 2° période de convalescence comme de coutume entre les premiers symptômes et la manifestation des effets secondaires ; 3° caractères graduellement progressifs de la paralysie comme dans les autres cas consécutifs à la diphthérie ; 4° durée des symptômes, effet des remèdes, mode et ordre de la disparition des phénomènes, terminaison par le retour à la santé parfaite. En un mot tout fut éssentiellement identique à ce qui s'observe dans les cas semblables de diphthérie.

« De plus, ajoute Paterson, dans le cas qui nous occupe les symptômes locaux et par là même l'affection constitutionnelle suivirent si directement l'introduction du doigt blessé dans la gorge de l'enfant, qu'il faut naturellement conclure à l'inoculation de la maladie. Tout autre explication semble bien difficile et même improbable. Et si en même temps nous considérons l'absence de lésions laryngées qui, presque à coup sur, se seraient montrées, si ce cas si grave et dont les complications du côté du système nerveux furent si marquées, eût succédé au mode ordinaire de contagion, nous avons en notre faveur les plus fortes probabilités quand nous attribuons l'affection à l'inoculation par la blessure du doigt. Sans doute on peut soutenir que le malade contracta d'abord la maladie constitutionnelle par l'atmosphère et qu'elle se manifesta localement par le doigt comme un effet secondaire de l'empoisonnement du sang. Mais en admettant cette supposition, je ne puis comprendre combien un cas si marqué de diphthérie et dont les suites furent si graves eût manqué des lésions spéciales caractéristiques de la gorge. Ce nous semble une anomalie pathologique à peine croyable. »

Voilà certes une observation dont on ne saurait méconnaître toute la portée en raison des arguments et des probabilités qu'elle nous fournit à l'appui de la thèse que nous soutenons.

Nous devons à l'obligeance du Dr Hürd, de Newburyport le cas suivant, rapporté par Dinsmoor : un homme portant une légère écorchure au doigt la mit en contact avec des matières vomies par sa sœur, atteinte de diphthérie. Le troisième jour, la main et le doigt qui avaient été inoculés étaient douloureux et excessivement enflés, et le jour suivant un exsudat diphthéritique apparaissait dans la gorge. Le malade succomba.

Dans la Gazette des hopitaux, sous ce titre : *Inoculation directe de liquides diphthéritiques*, nous trouvons que M. le Dᴿ Locquin de Dijon, après s'être piqué en faisant une trachéotomie, vit apparaître le soir du troisième jour, comme dans le fait précédent, de la tuméfaction au point lésé, de la lymphangite, de la fièvre, et, quinze jours plus tard il se produisit comme un peu de faiblesse des jambes et de paresse musculaire qui durèrent une dizaine de jours. Il n'y eut aucune lésion du côté des voies aériennes.

Dans ces deux observations, on pourra encore et toujours nous objecter l'influence du milieu sur la production de la maladie, malgré la succession habituelle des phénomènes après une période d'incubation comprise dans le temps voulu. Nous ne les discuterons pas plus longtemps, n'ayant rien à y ajouter, mais nous jugeons utile de rapporter ici les réflexions qui suivent le cas de M. le Dᴿ Locquin.

« C'est, dit l'auteur, comme on le voit, une véritable diphthérie ébauchée qu'a eue notre confère. Nous ne serions pas surpris que ces effets atténués d'une inoculation involontaire fissent naître dans l'esprit de quelqu'un des partisans, plus ou moins hardi des doctrines de M. Pasteur, l'idée de tenter les inoculations volontaires préventives d'un virus diphthéritique atténué par la culture. »

Cette opinion quoique bien téméraire n'est pas dépourvue de logique, surtout si l'on rattache la production des phénomènes morbides de la maladie à l'influence d'or-

ganismes inférieurs, comme pour le charbon ; organismes dont nous avons parlé longuement en traitant l'anatomie pathologique et la pathologie expérimentale. Mais
pour cela il faudrait que l'affection ne récidivât pas. Or
il existe dans la science un certain nombre de faits d'individus atteints deux fois de la diphthérie. Cette idée
n'est pas neuve, du reste. En 1864, M. le D' Masotto (1) a
pratiqué cette inoculation quinze fois dans un but curatif dès l'invasion de l'angine, et vingt fois dans un but
préventif, sur des sujets vivant dans un foyer d'épidémie diphthéritique, et en contact avec des individus atteints de cette maladie.

Dans la première série des inoculés, l'affection qui
avait commencé avant l'inoculation se montra bénigne.
Il faut noter que, concurremment avec l'inoculation,
M. le D' Masotto mit en usage ses moyens habituels de
traitement.

Sur les ving sujets inoculés en vue de prévenir la diphthérie, deux en furent néanmoins attaqués, l'un vingt,
l'autre vingt-deux jours après l'inoculation. Mais leur
diphthérie fut peu grave, de courte durée, et guérit sans
traitement.

Nous n'attribuons pas à ces expériences une bien grande
valeur ; car il n'est pas prouvé que les tentatives faites
dans un but curatif aient réellement réussi, c'est-à-dire
qu'elles aient accumulé le poison sur les sujets infectés
et qu'elles l'aient rendu moins toxique. Et dans la seconde série, où deux sujets seulement furent atteints de
l'affection vingt et vingt-deux jours après l'inoculation,

(1) Gaz. méd. Lyon, 1864, n° 24, et Gaz. med. della provinc. Venete, 1864.

la période d'incubation eût été trop longue. C'est une
simple coïncidence d'inoculation avec un foyer épidémique qui, seul, a pu déterminer l'affection.

Si maintenant nous passons à la discussion de notre
observation, nous verrons que les probabilités en faveur
de l'inoculabilité de la diphthérie sont encore plus fortes.
Ici du moins on ne peut faire valoir l'influence du milieu
dans lequel se trouvaient tous les malades dont nous
avons parlé. C'est un premier point d'acquis et qui a certes son importance ; car si, dans les cas précédents, cette
influence du milieu n'avait pas existé, la preuve serait
presque déjà faite.

Mais reprenons cette observation et voyons les enseignements qu'on en peut tirer. Nous sommes appelé à faire
l'autopsie d'une femme morte de diphthérie ; dès le début, nous nous piquons avec un scalpel au côté externe
du médius ; et, ne croyant pas que cette piqûre ait en-
tamé le corps muqueux, nous ne faisons ni lavage, ni
succion ; de sorte que pendant toute la durée de l'autopsie
c'est-à-dire pour l'extraction et l'examen des viscères,
notre doigt resta constamment en contact avec le sang et
surtout les différents liquides épanchés dans les cavités
thoracique et abdominale. Si l'on veut bien dès lors accorder quelque confiance aux expériences de M. Talamon et se rappeler qu'il a toujours retrouvé le parasite
des fausses membranes, non pas dans le sang, mais bien
dans le liquide des séreuses pleurale, péricardique et
péritonéale, parasite qui a redonné la diphthérie, il
est indubitable que nous étions dans les conditions
voulues pour l'absorption du poison. A partir de ce
moment, tout dans les progrès de l'affection semble en
indiquer la nature. La période d'incubation qui dure en

moyenne de deux à huit jours, d'après M. Roger et M. le professeur Peter, est ici de six jours avant la première manifestation grisâtre sur la piqûre. Du côté du larynx, qui déjà était en mauvais état depuis une quinzaine de jours, les productions pseudo-membraneuses durent apparaître à peu près à la même époque bien que l'examen laryngoscopique n'ait été pratiqué que neuf jours après l'accident. Là encore par conséquent on était en complet accord avec le temps nécessaire à l'incubation de la diphthérie.

Si on ajoute, à ces présomptions déjà fort sérieuses, le rejet des fausses membranes pendant plusieurs jours, le précipité d'albumine qu'on a retrouvé deux fois dans nos urines notre mauvais état général, la parésie des cordes vocales inférieures, on est tenté de croire à une diphthérie véritable. Malheureusement pour la netteté du fait, il n'a pas été fait d'examen histologique des pseudo-membranes. C'est une lacune regrettable. Mais avec quoi pouvait-on confondre ces lambeaux blanchâtres faciles à déplier et à étaler? Ce n'est certes pas avec la stomatite ulcéro-membraneuse, ni avec aucune autre affection; les caractères eussent été tout différents. De plus, s'il est heureux que nous n'ayons pas eu de paralysie consécutive, la clinique doit le déplorer : ce phénomène quoique inconstant eût peut-être tranché la question.

En un mot, tout dans cette observation semble montrer qu'il y a eu non seulement diphthérie, mais encore que cette diphthérie a été contractée par inoculation. Nous n'en voulons pour preuve que la marche de l'affection depuis le début des accidents jusqu'à la fin : le contact direct et prolongé des produits du malade avec notre doigt blessé, l'incubation comprise dans la période de temps voulu, la

première manifestation sur la piqûre, les lésions laryngées, l'albumine dans les urines et la parésie des cordes
vocales. Et si, dans ce cas, l'influence du milieu sur le
développement des phénomènes morbides a également
fait défaut, il n'est guère plus probable d'admettre qu'il
s'est agi là d'une simple coïncidence.

Quels enseignements pouvons-nous bien tirer de cette
étude ? Faut-il admettre avec M. le Dr Masotto et l'auteur de la note du Dr Locquin que dans un avenir plus
ou moins éloigné le microbe ou plutôt le virus de la diphthérie une fois atténué par des cultures pourra être inoculé dans un but préventif? Ce nous semble bien téméraire, sachant déjà que l'affection peut récidiver. A moins
toutefois que les faits rapportés ne soient que des cas
très isolés, comme il s'en rencontre parfois dans la variole,
la scarlatine et la rougeole. Car il ne faut pas oublier que
la diphthérie, à elle seule, donne un chiffre de décès plus
élevé que les trois fièvres éruptives réunies dont nous
parlons plus haut. Malgré la vraisemblance de cette idée,
rien, en l'état actuel de la science, nous autorise à nous y
associer.

Faut-il n'accorder qu'un intérêt purement scientifique
à cette question de l'inoculabilité de la diphthérie ? Nous
ne le pensons pas, et nous dirons avec M. le Dr Roger
qu'elle n'est pas totalement dépourvue d'importance pratique : « Si, dit-il, les expériences réussissaient, on au-
rait une notion plus exacte de son mode de transmission,
et l'on pourrait en conséquence se soustraire plus aisé-
ment à un contact funeste et éviter ainsi une des causes
les plus actives de la maladie. Au moyen de ces expériences d'inoculation, on saurait également d'une manière
plus précise la durée d'inoculation du mal, et, de même

que pour la peste et surtout pour la fièvre jaune, la connaissance du chiffre maximum de l'incubation a fait établir des mesures quarantenaires en rapport avec cette durée ; de même, dans une famille où sévirait la diphthérite, la durée de l'isolement serait plus ou moins prolongée selon la durée connue de l'incubation ; puis, au delà d'une certaine limite, toute crainte de contagion devrait avoir cessé pour l'individu isolé. Assurément, un tel résultat serait loin d'être indifférent au point de vue du pronostic comme à celui de la sécurité des familles. »

OBSERVATION I.

(Rapportée par Bretonneau, Arch. de méd., t. V, 1855).

Diphthérie généralisée à la suite d'une fausse membrane reçue sur la narine gauche. Guérison. Herpin de Tours.

Au printemps de 1843, la diphthérie me fut inoculée par un enfant venu d'Épinal. En traversant Paris, il avait consulté pour un abcès froid, et vite il avait été envoyé à Tours, où il se rendait chez un oncle pour qu'il y fut traité d'un mal de gorge dont il souffrait déjà à son arrivée à Paris. Je reconnus à tous les signes qui la caractérisent l'angine pharyngienne diphthéritique devenue croupale. Elle céda à des cautérisations énergiques faites avec une solution nitrique d'argent, fréquemment réitérées pendant six jours. Une bonne qui soignait l'enfant fut atteinte d'une diphthérite pharyngienne qui céda promptement à une médication topique. L'enfant indocile, difficile à contenir, toussait et lançait violemment des crachats. Une fois l'orifice de ma narine gauche avait reçu cette expuition ; l'obligation de continuer la cautérisation ne me laissa le temps ni de me laver ni de m'essuyer.

Quelques jours plus tard, enchifrènement du côté gauche, voix nasillarde, puis tout à coup angine pharyngienne douloureuse, insomnie nocturne, extrême malaise, faiblesse, refroidissement, angoisse.

Au matin, les deux amygdales et la luette étaient complètement enveloppées d'une incrustation blanche (26 cautérisations). Trois fois, un dé de fausses membranes qui emboîtait la luette se détache et se reproduit (simple inspiration d'alun prisé comme du tabac) ; alimentation restreinte ; déglutition difficile ; expuition abondante, fétide, et selles chargées de pseudo-membranes. Rétablissement incomplet, pâleur ; quinze jours plus tard, douleur dans les poignets, troubles de la vue, constriction du gosier, paralysie du voile palatin, devenu complètement insensible ; régurgitation, reflux des aliments par les narines.

(Repos obligé, lait d'ânesse, et enfin retour possible aux habitudes domestiques). Un peu plus tard, sensation de fourmillement aux gros orteils ; cette sensation de fourmillement s'élève jusqu'aux genoux exclusivement.

Je marche difficilement et très lentement, ma faiblesse est surtout pénible lorsqu'il s'agit de monter ; cet état persiste sans amélioration pendant six semaines.

Le même fourmillement avait gagné mes mains et mes doigts, j'avais complètement perdu toute faculté tactile.

Le 10 août, bains de mer à Pornic ; au second bain, cessation complète de toutes ces infirmités.

Observation II.

(Du même. Eodem loco).

Diphthérie pharyngienne consécutive à une plaie d'exsudations
diphthéritiques reçue sur les lèvres. Guérison.

Peu de temps après l'inoculation de la diphthérie nasale à laquelle le Dr Herpin avait failli succomber, raconte Bretonneau, mon ami le Dr Gendron, de Château-du-Loir, obligé de pratiquer la trachéotomie, reçut sur les lèvres, au moment de l'ouverture du canal aérifère, une pluie d'exsudations trachéales lancée par les efforts d'un accès de toux convulsive. Une diphthérie pharyngienne fut la conséquence immédiate de cet incident. Née sur une amygdale, la phlegmasie spéciale gagna si rapidement le larynx que je dus recourir à une médication énergique. Guérison prompte et complète ; aucun des symptômes de la diphthérie constitutionnelle ne se manifesta.

Observation III.

(Rapportée par Em. Bonnet. Union méd., 1857).

Diphthérie par inoculation sur un doigt blessé. Mort.

Une mère de famille, d'une quarantaine d'années, dans la force de l'âge et d'une bonne constitution, s'était fait une plaie au doigt indicateur gauche, peu de jours auparavant ; la blessure était en complète voie de guérison. Sa fille, âgée de 14 ans, fut atteinte du mal, et la mère voulant cautériser la gorge de son enfant, fut mordue précisément sur la plaie du doigt. Le lendemain, cette plaie devint douloureuse, prit un aspect blafard, une fausse membrane s'y développa ; le surlendemain, le bras était tuméfié, gonflé, livide, violacé ; le vésicatoire qu'elle portait au bras par précaution se gangrena. La tuméfaction énorme du bras gagna la poitrine, et, sans avoir réclamé le secours de personnes éclairées, elle succomba le sixième jour, le lendemain de la mort de sa fille.

Observation IV.

(Rapportée par M. le professeur Peter. Th. de Paris, 1859).

Expérience I (p. 38). — Dépôt accidentel de matière diphthéritique à la surface de la conjonctive. Résultat négatif.

Le 30 novembre 1858, je pratique la trachéotomie sur le nommé C..., affecté du croup et d'angine couenneuse.

Au moment où je dilate la trachée-artère et où j'introduis la canule, je reçois sur l'œil gauche une fausse membrane moitié solide, moitié fluide, qui couvre un instant le globe oculaire, et dont la portion la plus liquide s'introduit entre la paupière et le globe de l'œil.

Comme j'avais résolu de vérifier si la diphthérie est contagieuse par contact immédiat, je ne me lavai point l'œil contaminé, ainsi qu'on le fait habituellement et j'attendis.

L'opération avait eu lieu à huit heures du matin ; à huit heures du soir je ne constatai rien d'appréciable sur la muqueuse de la conjonctive oculaire et palpébrale ; je n'avais éprouvé d'ailleurs rien d'anormal dans le cours de la journée.

Le 1er décembre, vingt-quatre heures après l'opération, la conjonctive présente à gauche la même teinte pâle que celle du côté opposé et n'est le siège d'aucune sensation anormale.

Il n'y a rien non plus le lendemain ni les jours suivants.

Observation V.

(Du même, eodem loco).

Expérience II (p. 39). — Dépôt à la surface des amygdales, du voile du palais et du pharynx, de matière diphthéritique. Résultat négatif.

Le 8 janvier 1859, je prends une fausse membrane molle, rejetée pendant qu'on la trachéotomisait, par la jeune M..., âgée de 11 ans et affectée du croup.

Cette matière diphthéritique chargée sur un pinceau de charpie, je m'en badigeonne les amygdales, les piliers du voile du palais et la partie postérieure du pharynx; ces manœuvres excitent une légère nausée, mais sans que la matière diphthérique soit rejetée.

Je m'abstiens de boire dans l'après-midi et même d'avaler ma salive, afin de ne pas diluer ni balayer le produit morbide.

Cependant une demi-heure après l'expérience, cette substance n'est plus visible et s'est probablement dissociée au contact des mucosités de la région.

Le 10, il n'y a aucun résultat local ou général; il en est de même les jours suivants.

Observation VI.

(Du même. Eodem loco).

Expérience III (p. 40). — Inoculation de matière diphthérique sur la membrane muqueuse de la lèvre inférieure. Résultat négatif.

Le nommé N..., âgé de 7 ans et demi, est trachéotomisé le 24 décembre 1858.

Cet enfant rejette pendant l'opération des lambeaux pseudo-membraneux solides et une matière diffluente semblable à du mucus puriforme, et qui n'est autre que de la matière diphthéritique liquide.

A quatre heures de l'après-midi, je m'inocule à l'aide d'une lancette une goutte de cette substance liquide sur la partie médiane et sur les parties latérales de la membrane muqueuse de la lèvre inférieure.

La piqûre de la partie médiane saigne pendant quelques instants.

Vingt-quatre heures après l'inoculation, il n'y a rien d'appréciable, sinon une petite saillie ecchymotique au niveau de la piqûre médiane.

Je n'eus rien à noter les jours suivants, ma santé ne fut nullement modifiée.

Observation VII.

(Sur l'inoculabilité de la diphthérie, par M. le Dr J. Bergeron, à la Société médicale des hôpitaux. (Un. méd., t. III, 1859.)

Piqûre accidentelle en pratiquant une trachéotomie, Diphthérie généralisée. Guérison.

Le 20 novembre 1857, M. le Dr Loreau, aidant un confrère à pratiquer la trachéotomie chez un enfant atteint du croup, fut piqué très légèrement au côté externe de la dernière phalange du doigt indicateur gauche. Quelques heures après, un peu de rougeur, de gonflement et de douleur lui rappelèrent ce petit accident qu'il avait oublié; le lendemain et les jours suivants, tous ces symptômes s'aggravèrent, mais la *douleur surtout* s'exagéra et s'étendit jusqu'au cou, s'irradiant le long de la colonne vertébrale; un petit foyer purulent finit par se former au niveau de la piqûre; ce foyer était très superficiel; un coup de lancette donna issue à quelques gouttelettes de pus séro-sanguin, mais ne diminua aucunement les douleurs qui, pendant plusieurs nuits, privèrent notre confrère de tout sommeil.

Le 5 décembre, c'est-à-dire quinze jours après l'accident, M. Loreau, dont le doigt n'était pas encore complètement guéri, resta près d'une heure exposé à un froid très vif; dans la soirée, il fut pris d'un violent frisson, après lequel il s'endormit; quelques heures plus tard, le mal de gorge avait considérablement augmenté, le malade accusait un goût *fétide gangréneux*, suivant son expression, et un confrère constatait sur l'amygdale droite l'existence d'une fausse membrane grisâtre, qui fut immédiatement cautérisée avec le crayon de nitrate d'argent.

Lorsque je vis M. Loreau, dans l'après-midi, il était en proie à une fièvre ardente ; la peau était brûlante, mais un peu moite ; le pouls très fréquent, très plein et très résistant ; l'haleine était fade plutôt que fétide ; les deux amygdales étaient très rouges, très tuméfiées ; tout le pourtour de l'isthme pharyngien et le pharynx lui-même étaient fortement injectés ; la déglutition était très douloureuse, l'amygdale droite était en partie recouverte par une exsudation grise, déjà modifiée sans doute par la cautérisation ; enfin, on sentait un ganglion tuméfié, au-dessus de l'angle de la mâchoire du même côté.

Je ne croyais pas alors que la diphthérie put se transmettre par inoculation ; de plus, l'influence manifeste du froid sur l'apparition de la maladie, la violence du frisson initial, la soudaineté du début et la marche rapide de l'affection locale me paraissaient plus favorables à l'idée d'une angine inflammatoire avec exsudation plastique ou angine couenneuse commune, qu'à celle d'une angine diphthéritique, aussi fut-ce par conviction, autant que par désir de rassurer le malade, que je me montrai peu disposé à admettre le pronostic grave porté par lui et par le confrère qui l'avait déjà assisté de ses conseils.

Mais la marche et les suites de la maladie ne tardèrent pas à me donner tort, et pour démontrer qu'ici il s'agissait bien d'une angine diphthéritique, il me suffira de dire que, dès le lendemain, et bien que la fièvre eût notablement diminué, l'exsudation plastique envahit l'amygdale du côté opposé, et qu'elle se reproduisit plusieurs fois sur place ; qu'au bout de trois ou quatre jours la femme de notre confrère fut atteinte à son tour d'une angine pseudo-membraneuse, et qu'enfin, après s'être remis lentement et péniblement de la rude secousse que leur avaient causée les accidents aigus, les deux malades se virent peu à peu envahis par les progrès incessants d'une de ces paralysies générales dont nous a récemment entretenus M. le Dr Maingault, et que l'on voit survenir à la suite du typhus et de quelques autres maladies générales ; au bout de quatre mois, l'un des deux malades ressentait encore quelques effets de cette paralysie que le temps surtout a guérie, comme il a guéri, je crois, la plupart des paralysies du même genre.

Observation VIII.

(Sur l'inoculabilité de la diphthérie, par M. le Dr J. Bergeron, à la
Société médicale des hôpitaux. Un. méd., t. III, p. 35, 1859.

Blessure au doigt avec un scalpel en faisant l'autopsie d'un diphthéritique. Diphthérie généralisée. Guérison.

Le vendredi 25 mars 1859, je jouissais d'une santé parfaite ; le
samedi 26, à la suite d'une marche forcée, après une forte trans-
piration, je fus saisi par le froid et pris d'enchifrèment dans la
soirée.

Le 27, sentiment de malaise avec toux, expectoration et écoule-
ment abondant de mucosités nasales.

Le 28, j'étais sous l'influence de cette petite indisposition lorsque
l'on me chargea de l'autopsie d'un enfant qui avait succombé à la
diphthérie. En détachant le larynx, je me blessai légèrement avec
le scalpel, au côté externe de la dernière phalange du pouce de la
main gauche. Les précautions usitées en pareille circonstance furent prises aussitôt : lavage de la plaie à grande eau, succion prolongée, pression énergique ; la piqûre saigna abondamment et fut
pansée avec le diachylon ; je terminai l'autopsie. Dans l'après-
midi, ne pouvant résister au violent mal de tête qui m'était sur-
venu, mal de tête auquel je suis d'ailleurs sujet, je me mis
au lit.

Dans la soirée, le pouce devint le siège d'élancements douloureux ; un petit travail inflammatoire s'était établi au niveau de la
piqûre ; je ressentis quelques nausées ; la nuit fut agitée.

Le 29, l'inflammation s'était étendue ; plusieurs lignes rouges
suivant le trajet des vaisseaux lymphatiques apparaissaient depuis
la blessure jusqu'au pli du coude ; traitement : *grand bain, frictions
avec l'onguent mercuriel belladoné sur le pouce et l'avant-bras, cataplasmes de farine de lin* Le soir, l'angioleucite avait gagné l'aisselle ; pas d'engorgement ganglionnaire.

Le mercredi 30, bouche pâteuse, amère, inappétence, céphalalgie ; douleur à la gorge du côté droit ; déglutition difficile ; la région
sous-maxillaire est légèrement tendue, les ganglions un peu déve-
loppés ; ces symptômes ne me donnent aucune inquiétude et je ne
sollicite même pas l'examen de l'arrière-bouche. Les traînées in-
flammatoires de l'avant-bras et du bras disparaissent ou sont mas-

quées par une éruption hydrargyrique ; la partie inférieure du bras est faiblement tuméfiée ; traitement : *bains de bras, frictions mercurielles, cataplasmes, purgation avec 45,0 de sulfate de magnésie.*

Le soir, à 5 heures et demie, frisson, horripilation, puis chaleur ardente et sueurs profuses pendant une partie de la nuit ; pouls à 110.

Le 31, la piqûre est encore un peu douloureuse ; toute trace d'angioleucite a disparu, il ne reste plus que l'éruption hydrargyrique qui est arrivée à son maximum d'intensité et s'est propagée jusqu'au creux axillaire. Cependant, le mal de gorge a fait des progrès, la déglutition est plus pénible ; les ganglions sous-maxillaires ont augmenté de volume et l'empâtement a succédé à la tension ; anorexie, apyrexie complète ; traitement : *gargarisme aluminé, onctions mercurielles dans la région sous-maxillaire; suppression des frictions sur le bras.*

Le vendredi 1er avril, le mal de gorge a peu augmenté ; empâtement dans la région sous-maxillaire gauche, mais moins prononcé qu'à droite ; le soir, à 5 heures et demie, nouvel accès de fièvre, mais moins violent que celui du 30 mars ; frisson assez violent, chaleur peu vive et simple moiteur de la peau.

Le 2, la déglutition étant devenue plus douloureuse, je fais enfin examiner ma gorge, et l'on constate que la luette est volumineuse et œdématiée, et que les amygdales, très tuméfiées, sont entièrement coiffées par de fausses membranes, difficiles à enlever et résistant même à une traction assez puissante ; la voix est nasonnée, l'apyrexie complète : *cautérisation avec le crayon de nitrate d'argent; gargarisme aluminé.*

C'est dans l'après-midi de ce même jour, ajoute M. Bergeron, que, pour la première fois, je fus informé de l'état de M. Baudrey ; je le vis, et, considérant son angine comme une véritable diphthérie, je conseillai pour le soir même une cautérisation avec le perchlorure de fer liquide et une potion avec 2,0 de la même préparation. Maintenant, j'achève l'observation, en ajoutant aux détails consignés par le malade, l'exposé des faits que j'ai constatés moi-même.

Le 3 avril, les amygdales et la luette sont encore très tuméfiées ; les fausses membranes ont diminué d'épaisseur plutôt que d'étendue ; apyrexie : on continue l'usage du perchlorure à l'intérieur, et, toutes les deux heures, on fait sur les amygdales des insufflations de tannin et d'alun mélangés par parties égales. Sous l'influence de cette médication, les amygdales subirent une sorte de retrait, aussi, dans la soirée, la déglutition était-elle plus facile et la voix moins nasonnée ; toutefois, une plaque diphthéritique s'étant reproduite sur l'une des deux amygdales, en arrière des fausses membranes déjà cautérisées, on y porta de nouveau l'éponge imbibée de perchlorure de fer ; cette cautérisation fut moins douloureuse que la précédente.

Le 4, les vésicules d'herpès se sont développées sur le bord de la lèvre inférieure ; la voix a presque repris son timbre normal ; la tension sous-maxillaire a sensiblement diminué ; le pouls reste apyrétique (76 pulsations) ; la bouche est mauvaise, l'anorexie complète ; les fausses membranes sont racornies, les amygdales moins volumineuses, mais encore très rouges ; traitement : *purgation et, dans l'après-midi, potion au perchlorure.*

Le 5, une fausse membrane reparaît sur le pilier postérieur gauche ; on touche avec le perchlorure et cette cautérisation est excessivement douloureuse. Le pourtour de l'isthme est moins rouge ; l'inapétence est à peu près la même ; le citrate de magnésie a provoqué plusieurs évacuations : *potion avec 1,0 de perchlorure; bouillon et potage, eau rougie.*

Le 7, les amygdales, revenues à peu près à leur volume normal, ne présentent plus, depuis la veille, que quelques plaques laiteuses qui ne sont qu'un produit de la sécrétion épithéliale ; un peu de rougeur persiste et on porte encore une fois de l'alun sur les tonsilles ; la potion au perchlorure est supprimée.

Les urines ont été examinées le 5 et le 9 avril : elles étaient ambrées ; soumises à l'action de la chaleur, la première fois, elles sont restées limpides ; la seconde fois, elles ont pris une nuance opaline, que quelques gouttes d'acide acétique ont fait disparaître en produisant un peu d'effervescence.

Le 10, M. Baudrey part pour la campagne, complètement guéri ; il a repris son service le 16 mai, sans s'être un instant ressenti de sa maladie.

OBSERVATION IX.

Cas d'inoculabilité de la diphthérie, par l'intermédiaire du sein d'une nourrice. Mort.

Société méd. des hôpitaux, par M. le professeur G. Sée. Un. méd., p. 206, t. IV, 1859.)

Une nourrice, Marie B..., allaitait à la fois son propre enfant, âgé aujourd'hui de dix mois, et une petite fille qui, depuis trois semaines présentait une lésion tellement grave de la vulve, et de la bouche, qu'on se décida à la rendre à ses parents ; sur la lèvre supérieure et inférieure il existait des plaques blanches qui n'empêchaient cependant pas la succion.

Quelques jours après le début de cette maladie, l'enfant B..., qui têtait habituellement le même sein que la petite fille, fut prise à son tour des mêmes accidents ; les lèvres devinrent le siège de deux plaques blanches, qui ne tardèrent pas à être suivies d'une angine couenneuse et des phénomènes du croup.

Dès le lendemain, on apporta l'enfant à l'hôpital, où je pus constater les premiers accès de suffocation, l'extinction de la voix et de la toux, une légère cyanose des lèvres, une fièvre intense, des pseudo-membranes blanches et résistantes sur les amygdales et le voile du palais ; la bouche était intacte, à l'exception des lèvres qui étaient couvertes, vers leurs bords libres, de produits diphthéritiques blancs, adhérents, entièrement analogues à ceux de la gorge.

Les lotions répétées avec de l'eau alcaline sur les lèvres, les injections d'eau froide dans le pharynx suffirent pour modifier l'état de ces diverses parties, mais rien ne put enrayer la marche du croup, et les progrès de la suffocation ; on proposa l'opération, mais sous toutes réserves, vu l'âge de l'enfant ; la mère s'y étant refusée, emmena la petite malade, qui succomba deux jours après sa sortie de l'hôpital.

Pendant son séjour dans les salles, la mère qui embrassait sans cesse son enfant, contracta la maladie, qui présenta exactement le même début que son enfant, c'est-à-dire une exsudation couenneuse sur les lèvres ; mais le mal resta localisé en ce point ; le sein ne présenta rien de particulier ; enfin, chez la sœur, âgée de 7 ans, il se développa une angine couenneuse qui guérit.

OBSERVATION X.

Cas de diphthérie par inoculation apparaissant sur une plaie sans lésions correspondantes du côté de la gorge et suivie de paralysie, par Paterson d'Aberdeen. (Med. Times and Gazette, 1866.)

John A..., fermier, âgée de 43 ans, doué d'une forte constitution et habitant dans une région saine de l'Ecosse, vint me consulter pour un doigt malade, l'index de la main droite ; il me dit avoir suivi le traitement d'un autre médecin pendant environ dix jours.

A l'examen, il présentait les caractères suivants : à partir de la jointure de la dernière phalange jusqu'à l'articulation métacarpophalangienne, le doigt en question était affecté dans toutes les parties de sa circonférence. La surface palmaire, sur la moitié de son étendue environ, était recouverte par une exsudation membraneuse d'une teinte grisâtre et d'une consistance molle. L'autre moitié de la partie malade présentait une surface ulcérée sécrétant un peu de liquide ichoreux, et d'une odeur repoussante. Sur la face dorsale, la peau présentait une teinte d'un rouge foncé, ressemblant au tégument environnant les bords d'un ulcère phagédénique gangreneux. Le doigt était froid, les parties molles affaissées, et les tendons articulaires étaient en partie contracturés.

Voici ce que nous raconta le malade : environ quinze jours avant, en voulant se servir d'un canif dans un but quelconque, il se fit accidentellement une plaie sur la face palmaire du doigt presque au milieu. Il la considéra comme une pure bagatelle, n'occasionnant du reste aucune douleur ni aucune incommodité. Cet homme était marié et père de cinq enfants dont trois étaient morts de diphthérie pendant les trois semaines qui avaient précédé son arrivée chez moi. Dans chacun des cas l'issue fatale de la maladie sembla être causée par l'extension de l'exsudation au larynx et à la trachée, produisant la mort par asphyxie. Un jour ou deux avant de venir me trouver, il avait perdu son troisième enfant. Pendant un paroxysme de suffocation menaçante, il introduisit son doigt dans la gorge du petit malade afin d'en extraire quelque chose qui, croyait-il, étouffait ce dernier. A partir de ce moment, la plaie commença à s'enflammer et devint excessivement douloureuse.

Il a actuellement beaucoup de fièvre et ressent un malaise général. Je pratique l'examen le plus sérieux de la bouche et de la gorge, mais il m'est impossible d'y découvrir aucune trace d'affection, et la réalité du fait est confirmée par le propre récit du malade. Comme moyen de traitement, je touchai la portion malade du doigt assez énergiquement avec le crayon de nitrate d'argent, je recommandai de le recouvrir d'un cataplasme, et j'ordonnai une potion calmante à prendre avant le coucher.

A ma seconde visite, je remarquai qu'une eschare s'était détachée, laissant à nue une surface saignante et irritée. Les symptômes généraux devenaient très alarmants, la force des battements du cœur avait beaucoup diminué, et le pouls était faible et petit. Ces symptômes locaux et généraux se rattachant à l'histoire exacte de la cause, indiquèrent très clairement la diphthérie par inoculation, causée, sans aucun doute, par l'introduction du doigt dans la bouche de l'enfant, où la plaie était venue en contact avec le poison de cette affection et avec les sécrétions qui en étaient imprégnées

Je lui prescrivis alors les médicaments suivants : chlorate de potasse ; perchlorure de fer en lotions ; sesquicarbonate d'ammoniaque et décoction de quinquina en potion une large cuillerée à bouche toutes les deux heures.

En veillant aux diverses sécrétions, en soutenant les forces du malade et en modifiant le traitement selon les circonstances, le doigt se cicatrisa rapidement et les symptômes généraux disparurent.

Une semaine après la cessation de mes visites, et un mois à partir du jour de la première consultation, je fus de nouveau appelé, pour des étourdissements et pour une faiblesse de la jambe droite. M'étant rendu à son désir, je constatai qu'il ne pouvait supporter le poids de son corps sur la jambe en question et qu'il y avait une paralysie évidente de ses muscles, surtout du côté des extenseurs. Le bras droit retombait inerte sur le côté, complètement impuissant.

Celui-ci avait été dans cet état , disait-il, pendant une semaine commençant à s'affaiblir à mesure qu'il allait mieux, mais à part cela, il avait toutes les apparences d'une bonne santé. L'urine renfermait une grande quantité d'urates, elle était en quantité normale, et elle ne contenait aucune trace d'albumine.

Pressé par les amis du malade, je portai, quoique avec réserve, un pronostic favorable, sachant que les cas de paralysies consécutives à la diphthérie, se terminent habituellement d'une façon heureuse. Me rendant à leurs désirs d'avoir l'avis d'un autre docteur, j'appelai en consultation, un médecin d'une expérience consommé et d'une haute réputation. Après avoir examiné le malade et pesé toutes les circonstances il affirma avec conviction que ce n'était pas un cas de paralysie consécutive à une diphthérie, mais un cas d'affection (ramollissement) du cerveau et dont la suite lui semblait presque désespérée.

Au bout de la seconde semaine, malgré les remèdes employés pour en retarder les progrès, il y avait une paralysie complète du mouvement (akinésie) des extrémités droites supérieure et inférieure, et le bras gauche ne pouvait plus être levé jusqu'à la tête. Vers la fin de la cinquième semaine depuis la première apparition de la paralysie, la perte des mouvements était complète dans les membres supérieurs et inférieurs des deux côtés à la fois ; le droit était très amaigri et sa température trés abaissée, ce qui le poussait à se plaindre d'une sensation de froid fort désagréable.

Ses facultés mentales ne semblaient pas affaiblies, et il avouait même que quelques-unes, comme la mémoire, étaient meilleures qu'auparavant. Le système digestif était excité d'une façon anormale ; le patient avait un besoin insatiable de nourriture animale, de viande grasse spécialement, dont il mangeait chaque jour de grandes quantités. Le système circulatoire et excrétoire semblait normal, sauf un léger excès d'urée dans l'urine. On ne put trouver aucun trouble des sens. En définitive, je me trouvai complètement d'accord avec le malade lorsqu'il me dit « rendez-moi l'usage de mes membres, et j'irai bien ». Je résolus alors de changer le traitement et de donner de la strychnine à dose très convenable. Quelques jours après, la température des extrémités, spécialement du bras droit, avait notablement augmenté et le malade exprimait lui-même sa reconnaissance ; cependant les jambes et les pieds étaient devenus très œdémateux, et, l'œdème s'étendant jusqu'aux genoux, les extrémités supérieures semblaient plus amaigries ; mais elles étaient plus chaudes ; et en même temps le malade se plaignait de légers tressaillements dans tous les membres. Il n'avait pas pris la potion depuis plus d'une semaine, qu'il se manifesta par instant des contractions assez violentes pour lui faire sortir ses bras et ses jambes de dessous ses couvertures, crises dont le malade attendait la fin avec une anxiété croissante.

De semblables convulsions dans les membres affectés, ne sont pas un fait rare dans cette maladie ; quand bien même on n'a pas donné de strychnine ; cependant, je jugeai convenable d'en cesser l'emploi pendant un jour ou deux et de le reprendre ensuite en alternant avec le fer et la quinine. Il restait à l'air la plus grande partie du jour, et passait une couple d'heures en voiture en soulevant ses jambes à l'aide d'un appareil de son invention. Sous l'influence de ce traitement, il reprit graduellement l'usage de ses membres : la jambe gauche d'abord, puis le bras gauche et la jambe droite, et finalement le bras droit qui avait été le premier atteint. Sa femme fut obligée de lui présenter la nourriture pendant six semaines, le malade étant complètement impotent. Les muscles de déglutition ne furent pas le moins du monde atteints.

Il se trouve maintenant *all right* pour se servir de son expression ; c'est un vigoureux gaillard, bien musclé, présentant actuellement un contraste assez singulier avec le pauvre impotent d'autrefois. En définitive, sa guérison fut achevée au bout de quatre mois.

OBSERVATION XI.

(Boston médical and surgical Journal, vol. LXXII, 1865, p. 175).

Cas de diphthérie par inoculation suivie de mort, par le Dr Dinsmoor,
de New-Hampshire.

(Due à l'obligeance de M. le Dr Hurd, de Newburyport, Mass),

Le malade W... (C.-S.), âgé de 30 ans.

Antécédents. — Homme robuste et actif. Sa sœur est morte de
la diphthérie.

Inoculation du virus. — Quelques heures avant sa mort, sa sœur
vomit, et une certaine quantité des matières vomies vinrent en
contact avec une légère écorchure de très petite dimension qu'il
portait au doigt.

Marche. — Deux nuits après, M. S... fut éveillé par une violente
douleur, le doigt et le bras commencèrent à enfler; en même
temps, lassitude, douleurs lombaires et grande prostration. Le
jour suivant, le Dr Dinsmoor est appelé. Pouls à 110, fièvre et
langue chargée. La main et le doigt qui avaient été inoculés
étaient douloureux et excessivement enflés ; traînées de lymphangite remontant jusqu'à l'aisselle.

Le jour suivant, exsudat diphthéritique dans la gorge.

En dépit du traitement par les toniques et les stimulants les
plus puissants, les gargarismes antiseptiques, etc., il s'affaissa et
mourut douze jours après l'inoculation par la blessure du doigt.

OBSERVATION XII.

Projection dans la bouche de produits diphthéritiques. Diphthérie
généralisée. Mort.

(Trousseau, Cliniques médicales.)

Valleix donnait ses soins à une enfant atteinte d'angine couen
neuse ; cette affection n'avait rien de très grave et guérit... En
examinant un jour la gorge, Valleix reçut dans la bouche un peu
de salive lancée dans un effort de toux ; il gagna la maladie. Le
lendemain, sur l'une de ses amygdales, il constatait l'existence

d'une petite concrétion pelliculaire ; survint un léger mouvement de fièvre ; au bout de quelques heures, les amygdales, la luette étaient couvertes de fausses membranes. Bientôt une sécrétion abondante d'un liquide séreux s'écoulait du nez ; les ganglions du col, le tissu cellulaire de cette région, de la partie inférieure, de la mâchoire se tuméfiaient considérablement ; il y eut du délire et, en quarante-huit heures, Valleix mourait sans avoir présenté d'accident du larynx.

Blache fils contracta la maladie dans des circonstances analogues et périt.

Observation XIII.

Note sur un cas de diphthérie communiquée de l'enfant à l'adulte, lue à la Société de médecine de Paris, par M. le Dr Antonin Martin. (Gaz. des hôpitaux, mars 1873.)

Je fus appelé le 11 février dernier à donner des soins à l'enfant H..., rue de Bercy, 201. Cette petite fille, âgée de deux ans et demi, était atteinte de diphthérie vulvaire depuis cinq ou six jours, à laquelle les parents n'avaient prêté qu'une médiocre attention. Malgré le traitement le plus énergique, la diphthérie qui avait dès le jour même envahi les amygdales et le larynx emporta l'enfant trois jours après ; le 14 février, elle succombait.

Une voisine, Mme C..., âgée de 38 ans, demeurant sur le même carré que Mme H..., l'avait aidée à donner des soins à cette petite fille. Cette dame, enceinte de six mois et demi, était atteinte de laryngite subaiguë depuis un mois.

Le 16 février, elle me fit prier de la visiter. Je constatai une laryngite avec un degré assez prononcé d'enrouement. Rien sur les amygdales, ni au pharynx, la malade me dit être enrouée depuis un mois. L'auscultation me révèle des râles sibilants mélangés de râles muqueux aux deux sommets. Loin de penser à une contagion diphthéritique, je songeais à une laryngite rebelle pouvant faire craindre un début de tuberculose.

Je fis appliquer un vésicatoire volant à la base du larynx, des sinapismes aux membres inférieurs.

J'ordonnai un gargarisme astringent, celui de Bennati, qui m'a déjà été très utile dans les aphonies symptomatiques.

Le soir, je fus rappelé : l'oppression était plus accusée ; la malade très inquiète ; pas de diphthérie dans la gorge. Néanmoins, songeant immédiatement à la possibilité d'une contagion diphthéritique, je fis prier notre excellent collègue M. Peter de la visiter avec moi.

Le lendemain, 17 février, à 8 heures 1/2, les symptômes sont plus marqués que la veille ; néanmoins, nous ne pouvons nous prononcer encore entre un œdème de la glotte ou un véritable croup. Le traitement est institué en vue de cette dernière affection.

Je fais notamment aspirer à la malade de la solution de chlorate de potasse, puis de l'eau de chaux médicinale pulvérisée avec l'appareil Siègle ; j'insiste en même temps sur les révulsifs. Mais, malgré tous mes soins, cette malade succomba dans la nuit du 19 au 20 février, présentant un œdème énorme du cou, ayant conservé jusqu'à la fin l'intégrité de ses facultés intellectuelles.

La fausse couche s'était faite la veille à 11 heures du matin ; l'enfant, qui ne présentait pas de trace de diphthérie, a succombé trois heures après sa naissance.

Un autre enfant de Mme H..., âgé de 10 mois, que j'avais fait éloigner aussitôt mon arrivée, alors que j'avais été appelé pour soigner sa sœur, a été rapporté à son domicile le 26 février, atteint également du croup et a succombé le 28, les parents n'ayant pas consenti à tenter la trachéotomie.

A propos de cette observation, M. A. Martin fait remarquer : 1º que la diphthérie ne s'est jamais manifestée à l'arrière-gorge ;

2º Qu'elle a atteint d'emblée le larynx et que cette contagion directe doit avoir été la conséquence de l'affection inflammatoire de cet organe déjà préexistante. Aussi, ajoute-t-il, nous ne devons pas permettre aux personnes atteintes d'affections catarrhales de s'exposer à une contagion pour laquelle leur affection semble un terrain tout préparé. C'est de cette façon que M. Gilette père prit la diphthérie dont il mourut.

Si nous avons rapporté cette observation qui au premier abord semble étrangère à notre sujet, c'est qu'elle nous a paru offrir plus d'un point de contact avec notre observation personnelle. En effet dans cette dernière, en

dehors du mode d'entrée et de la terminaison, nous re-
trouvons le même terrain, c'est-à-dire une laryngite datant déjà de quelques jours, puis un enrouement de
plus en plus prononcé, les amygdales et le pharynx également indemnes, et des râles sibilants mélangés à des
râles muqueux au sommet droit, en un mot les mêmes
symptômes, les mêmes lésions et la localisation de l'affection limitée au larynx, exactement comme dans l'observation précédente.

Observation XIV.

Inoculation directe de liquides diphthéritiques. Troubles gastro-in-
testinaux. Parésie musculaire. Pas de lésions laryngées. Guérison. (Gazette des hôpitaux, du 9 décembre 1882.)

M. le Dr Locquin (de Dijon) nous apprend dans la petite note
suivante qu'il a bien voulu nous communiquer, qu'en pratiquant
une trachéotomie sur un enfant très jeune arrivé à la dernière période du croup il se fit une piqûre au doigt. Pendant la section de
la trachée, un mouvement brusque de l'enfant fit faire un res-
saut à la lame qui pénétra légèrement sur la face dorsale de l'ex-
trémité de l'index gauche qui guidait l'instrument. La petite plaie
ne put être lavée que vingt minutes environ après, lorsque la canule fut mise en place et la respiration établie.

Les suites de cette piqûre furent très simples.

Le soir du surlendemain, il y eut un peu de fièvre. Une pustule
se développa à la place de la blessure, et s'accompagna d'un peu de
lymphangite du dos de la main et de l'avant-bras avec des vomis-
sements et de la diarrhée.

Le traitement consista à vider la pustule et à envelopper le
doigt avec un morceau de Makintosh. Au bout de quelques jours,
tout était rentré dans l'ordre, sauf que les troubles gastro-intesti-
naux durèrent plus longtemps.

Quinze jours après, il se produisit comme un peu de faiblesse
des jambes et de paresse musculaire qui durèrent une dizaine de
jours.

La petite plaie mit longtemps à se refermer et était très douloureuse.

OBSERVATION XV (personnelle).

Cas de diphthérie par inoculation à la suite d'une piqûre. Lésions
locales limitées au larynx. Symptômes généraux. Guérison.

Le 25 janvier 1882, nous fûmes appelé à faire l'autopsie d'une
femme qui avait succombé à une diphthérie manifeste. Cette
femme, entrée la veille dans le service de M. le Dr Dujardin-
Beaumetz, salle Corvisart à l'hôpital Saint-Antoine, y séjourna à
peine deux heures et mourut avant qu'on ait pu en prendre une
observation détaillée. Apportée sur un brancard, elle avait été ad-
mise d'urgence, présentant tous les symptômes du croup.

Voici ce que nous trouvâmes à l'autopsie :

Des fausses membranes tapissaient l'arrière-gorge, le larynx, la
trachée et les bronches aussi loin qu'on pouvait les suivre à l'œil
nu. Le poumon particulièrement présentait une certaine conges-
tion. Il n'y avait pas d'épanchement dans la plèvre, mais des trac-
tus fibrineux en unissaient les deux feuillets.

Le péricarde contenait environ deux cuillerées à bouche d'un liquide jaune citrin très limpide : toutes lésions plus que suffisantes
pour activer l'asphyxie provoquée par la diphthérie laryngée et
bronchique.

Les autres organes ne présentaient rien qui aient été susceptible d'être noté. Si nous ajoutons aux lésions précédentes un état
poisseux du sang couleur sépia, on aura une preuve de plus en
faveur d'une affection diphthéritique essentiellement maligne.
Tel est le diagnostic qui fut porté et qui, s'imposant de lui-même,
ne fut pas même discuté.

C'est au début de cette nécropsie que nous nous fîmes, avec un
scalpel au côté externe de la dernière phalange du médius de la
main gauche, une piqûre tellement légère, que la jugeant insigni-
fiante nous continuâmes l'extraction des organes sans prendre
aucune des précautions usitées en pareille circonstance. Par conséquent, pendant toute la durée de l'autopsie, nous fûmes en contact direct par notre doigt blessé avec le sang de la diphthéritique.

Dès la nuit suivante, un petit travail inflammatoire s'établit au
niveau de la piqûre et nous fit éprouver une douleur assez vive
qu'exagérait le moindre frottement.

Le lendemain, 26 janvier, le doigt médius augmenta de volume et l'œdème se propagea bientôt à toute la main. Des manuluves et des cataplasmes de farine de graine de lin furent le traitement de la journée.

Le soir de ce jour, nous vîmes se dessiner sur le dos de la main et sur l'avant-bras des traînées rouges de lymphangite ; puis un malaise général, bientôt suivi d'un frisson violent accompagné de céphalalgie, furent le prélude d'une fièvre intense qui, toute la nuit, nous tourmenta au point de nous empêcher de dormir, et qui disparut toutefois le matin en nous laissant brisé de fatique.

Le 27 janvier, deux jours après l'autopsie, la piqûre présentait l'aspect suivant : l'épiderme se soulevait légèrement et on distinguait sous cet épiderme une petite surface grisâtre d'où s'échappait une gouttelette d'un liquide jaunâtre, assez limpide cependant.

M. le D{^r} Terrier, à qui nous montrâmes la plaie, la débrida légèrement, c'est-à-dire qu'il enleva avec des ciseaux l'épiderme qui se soulevait de lui-même. On remarquait alors au centre un point grisâtre de 3 millimètres de diamètre environ.

Était-ce le commencement d'une fausse membrane ? La suite nous le dira peut-être.

M. le D{^r} Terrier nous engagea à continuer les manuluves en les phéniquant et à nous servir de cataplasmes de fécule arrosés d'une solution phéniquée.

Sous l'influence de ce traitement, la lymphangite disparut presque immédiatement, après avoir produit dans l'aisselle gauche un léger engorgement ganglionnaire. Pendant ce temps, la plaie, qui mesurait l'étendue d'une pièce de vingt centimes environ, sans être bien douloureuse, prenait un peu d'accroissement. L'épiderme continuant de se soulever à la périphérie, nous l'enlevâmes avec des ciseaux.

Le 31 janvier, six jours plus tard, M. le D{^r} Terrier trouva que notre blessure, loin de s'améliorer, n'avait pas un aspect ordinaire en raison de sa surface sèche, d'un gris blanchâtre et du léger décollement de ses bords. Pour modifier cet état, il nous prescrivit un pansement à la poudre d'iodoforme, en nous priant d'alterner avec les manuluves et les cataplasmes phéniqués.

Dès le lendemain, 1{^er} février, la poudre d'iodoforme avait produit un certain effet : la plaie sèche la veille, douloureuse surtout dans cet état de sécheresse, avait repris un peu d'humidité, et la douleur par là même avait beaucoup diminué.

Le surlendemain de ce traitement, le 2 février, huit jours après

l'autopsie, les bords légèrement décollés, sales et grisâtres, prirent
un aspect nouveau et meilleur ; le décollement cessa et un commencement de cicatrisation se dessina par une teinte rosée qui fit
le tour de la plaie, large à cette époque d'environ une pièce de un
franc.

C'est à ce moment, lorsque cette teinte rosée apparut à la périphérie, qu'au centre on vit distinctement une pellicule blanchâtre
presque jaunâtre, à bords parfaitement nets et bien délimités.
Cette pellicule, d'un millimètre d'épaisseur environ, avait toutes
les apparences d'une véritable fausse membrane. Il y avait alors
juste huit jours que nous nous étions blessé. Les jours suivants,
sous l'influence de la poudre d'iodoforme, la plaie ne cessa de se
nettoyer, et le 3 février, quatre jours après le début de ce traitement, elle ne présentait plus qu'au centre un petit point blanchâtre qui disparut définitivement trois ou quatre jours plus tard. A
partir de cette époque, le travail de cicatrisation s'accentua de plus
en plus. Mais pendant tout ce temps, depuis le premier accès de
fièvre du début, nous fûmes en proie à une sorte de malaise général et continuel.

Voici maintenant dans quelles dispositions nous nous trouvions
au moment de faire notre autopsie. Il y avait une quinzaine de
jours que nous étions affecté d'une laryngite qui nous avait rendu
presque aphone, mais sans attaquer en quoique ce soit notre état
général. Disons même, en passant, que nous sommes assez sensible au froid, et que plusieurs fois déjà nous avons eu des angines
simples et des laryngites. Quelques jours après l'autopsie, nous
éprouvâmes dans le pharynx une sorte de sécheresse, surtout pendant les mouvements de déglutition. C'est comme si on nous eût
fait subir une sorte de *raclage* dans l'arrière-gorge. Les mouvements respiratoires s'accomplissaient assez bien ; il nous a semblé
néanmoins que l'inspiration a été parfois un peu embarrassée.

Ennuyé de cet état, nous allâmes trouver notre ami M. le
Dr Aysaguer, laryngologiste. On était alors au 3 février, neuf jours
depuis le début de la piqûre. La plaie, ce jour-là, comme nous
l'avons dit, était en voie de cicatrisation, mais son centre offrait
toujours la pellicule blanchâtre dont nous avons parlé plus haut.
Voici dans quel état se trouvait le larynx : la face postérieure de
l'épiglotte, au niveau de son tiers inférieur, ainsi que la partie supérieure de la corde vocale supérieure gauche, étaient recouvertes
l'une et l'autre d'une plaque d'un gris blanchâtre. Chacune de ces
plaques, par leur coloration grisâtre, leur épaisseur d'un demi-mil-
limètre environ, leur étendue et leur adhérence superficielle à la

muqueuse laryngienne, présentaient à la vue tous les caractères
d'une fausse membrane diphthéritique. Sur la corde vocale supérieure du côté droit, on n'apercevait encore qu'une légère
couche opaline; les cordes vocales inférieures étaient rouges et
la muqueuse un peu tuméfiée, tandis que le reste de la muqueuse laryngienne était simplement hyperhémiée. Cette hyper-
hémie existait aussi sur le pharynx, mais il n'y avait rien d'anormal, ni sur les amygdales, ni sur la luette, ni sur les piliers. La
muqueuse trachéale qu'on pouvait apercevoir au laryngoscope,
lorsque nous faisions de fortes inspirations, présentait çà et là de
petites arborisations, mais rien non plus d'insolite.

A la suite de cet examen, M. le Dr Aysaguer pensa qu'il s'agissait d'une affection diphthéritique localisée au larynx. Il institua
dès lors le traitement local suivant : à l'aide d'un pulvérisateur
spécial laryngien et muni du laryngoscope, il pulvérisa directement sur les fausses membranes et à plusieurs reprises une solution phéniquée au centième.

Le lendemain, 4 février, après avoir passé une nuit assez mauvaise, nous ressentions de la céphalalgie et une difficulté plus
grande dans la déglutition. L'arrière-gorge présentait une rougeur plus marquée que les jours précédents avec tuméfaction des
amygdales sans production d'aucune sorte. Du côté du larynx,
M. le Dr Aysaguer trouva sur la corde vocale supérieure droite une
plaque semblable à celle qui recouvrait la corde supérieure gauche. Rien de pareil n'existait sur les cordes inférieures. La plaque
épiglottique n'avait subi aucune modification. Même traitement
local que la veille. Un examen des urines, pratiqué ce jour-là, y fit
constater un peu d'albumine. D'accord avec M. Aysaguer, nous
prîmes 1 gr. 50 de poudre d'ipéca, ce qui nous occasionna une légère dépression. La nuit fut assez bonne cependant, malgré quelques quintes de toux, et le matin nous nous sentions un peu
mieux. Néanmoins, ce jour-là, 5 février, onzième après l'autopsie,
la déglutition était non moins difficile que la veille, l'appétit nul ;
et l'examen laryngoscopique montra que les fausses membranes
s'étaient étendues sur toute la face postérieure de l'épiglotte et re-
couvraient entièrement les deux cordes vocales supérieures. On
en voyait aussi sur les inférieures. Il existait, en outre, un léger
mouvement fébrile, et la respiration était quelque peu embarrassée. Dans la nuit du 5 au 6 février, à partir de minuit, et pendant
deux heures environ, nous fûmes pris, à diverses reprises, de violentes quintes de toux qui, pour la première fois, nous firent expectorer une certaine quantité de fausses membranes. Les plus

larges, à contours fort irréguliers et déchiquetés, quelques-unes teintées de sang, n'en présentaient pas moins parfois le diamètre d'une pièce de un franc.

Le 6 février, à 11 heures du matin, au moment de l'examen laryngoscopique par M. Aysaguer, elles s'étaient déjà reproduites et se moulaient toujours aussi fidèlement sur les parois du larynx sans songer un seul instant à dépasser les limites précises assignées à cet organe par les anatomistes.

Le 7 février, treizième jour depuis l'accident du doigt, après un sommeil entrecoupé de temps en temps par des quintes de toux avec rejet de fausses membranes, nous allâmes voir M. le professeur Lasègue, à l'hôpital de la Pitié.

Ce matin-là, soit à cause de cette course, soit en raison des progrès de l'affection, nous étions très fatigué et nous avions une fièvre intense. En présence de M. le professeur Lasègue lui-même, nous fûmes pris d'une quinte de toux suivie de l'expulsion immédiate d'une fausse membrane très caractéristique. Aussi, dès le soir même, sur les conseils de ce dernier, nous entrions plus fatigué que jamais à l'hôpital Saint-Louis, pavillon Gabrielle, dans le service de M. le Dr Vidal, dont nous avions été l'élève l'année précédente.

La nuit qui suivit notre admission à l'hôpital, nous ne pûmes dormir, tourmenté que nous étions par des quintes de toux trop fréquemment répétées, se terminant par l'expectoration d'un liquide filant et visqueux dans lequel nageaient quelques débris de fausses membranes. Vaincu par la fatigue, nous reposâmes cependant un peu le matin.

A la visite, le 8 février, M. le Dr Vidal, à qui nous adressons en passant un juste tribut de reconnaissance pour la sollicitude qu'il nous témoigna en cette circonstance, ne remarqua que les quelques fausses membranes expectorées et une certaine tuméfaction de l'isthme du gosier, les lésions diphthériques du larynx n'étant visibles qu'au laryngoscope. De plus, notre état général lui paraissant mauvais, il institua dès lors un régime fortement tonique : potion avec 4 grammes d'extrait mou de quinquina, 100 grammes d'eau-de-vie, 250 grammes de thé et de café, et du vin de Bagnols. Du reste, il nous restait fort peu d'appétit, et nous étions en outre gêné pour déglutir par la tuméfaction de l'isthme du gosier. Aussi dans la journée nous ne pûmes prendre que quelques potages avec un peu de jus de viande.

Comme d'habitude, M. le Dr Aysaguer vint continuer le traitement qu'il avait institué les jours précédents, c'est-à-dire les pulvérisations d'acide phénique au centième, directement sur l'orifice supérieur du larynx. Du côté de ce dernier organe, le laryngoscope ne révéla aucun changement.

Le 9 février, après une nuit aussi mauvaise que la précédente, notre état général ne s'était pas modifié : le mouvement fébrile persistait, l'appétit était nul et la déglutition toujours aussi pénible.

L'auscultation révéla à M. le Dr Vidal quelques râles sibilants et ronflants au sommet du poumon droit, râles qui auraient pu aggraver singulièrement le pronostic s'ils n'étaient restés stationnaires et n'avaient disparu au bout de cinq ou six jours en même temps que les lésions laryngées.

L'examen des urines pratiqué ce jour-là donna un léger précipité albumineux.

Au laryngoscope, M. Aysaguer constata certains points de la muqueuse où les fausses membranes avaient totalement disparu, et là où il en existait encore elles ne formaient plus qu'une mince pellicule blanchâtre.

Pulvérisations d'acide phénique, ce jour-là comme les précédents ; même médication tonique et même alimentation que la veille.

Le 10 février, mêmes symptômes ; cependant diminution en épaisseur et en étendue des fausses membranes que, malgré nos quintes de toux, nous cessâmes d'expectorer avec nos crachats. Même régime.

Le 11 février, dix-septième jour depuis le début de l'accident du doigt, le laryngoscope ne révéla rien ou presque rien au point de vue des dépôts diphthéritiques. En même temps, un mieux sensible se manifestait de toutes parts. Les râles du poumon droit avaient beaucoup diminué, nous pouvions dormir pendant quelques heures et nous commencions à avoir un peu d'appétit. Traitement : toujours les toniques et les pulvérisations d'acide phénique.

Le lendemain, 12 février, et les jours suivants, les fausses membranes, la toux et les râles ayant tout à fait disparu, notre état s'améliora de plus en plus, l'appétit nous revint complètement et nous pûmes obtenir des nuits complètes de sommeil.

Pendant toute la durée de la maladie, l'aphonie la plus complète marchait de pair avec l'affection laryngée ; et la petite plaie du médius, que nous avons laissée en voie de cicatrisation le 3 février, après être restée stationnaire durant quelques jours, finit enfin par se guérir, vers le 15 du même mois, en laissant une petite cicatrice entourée d'une aréole pigmentaire noirâtre de la largeur d'une lentille environ.

Voici quel était l'état du larynx à l'examen laryngoscopique : il ne restait plus aucune trace de fausses membranes ; la muqueuse laryngienne sur les cordes supérieures et sur l'épiglotte ne présentait rien de particulier ; elle était rouge et tuméfiée sur les cordes vocales inférieures qui, elles-mêmes, étaient atteintes de parésie, déterminant un certain degré d'aphonie.

Le 19 février, nous pûmes, en faisant un effort, émettre un son excessivement grave. Le lendemain, l'amélioration s'était accentuée, et elle alla en augmentant tous les jours davantage. Enfin, au bout de six semaines, sur les conseils de M. le Dr Vidal, nous partîmes pour la campagne, ou après un séjour d'un mois nous fûmes complètement rétabli.

CONCLUSIONS.

1° En présence d'un nombre aussi considérable de microbes si divers, rencontrés dans les fausses membranes et dans les différents liquides de l'économie, le champignon de la diphthérie reste encore à trouver.

2° La plupart des expériences ont donné des résultats très contradictoires ; nous ferons remarquer cependant que celles de MM. Labadie-Lagrave, Duchamp et Talamon, et les observations de Gendron, Herpin, Valléix et Blache, paraissent mettre hors de doute la transmission du mal par le contact direct des fausses membranes avec les voies respiratoires ou avec toute autre solution de continuité du corps.

3° Si les essais de M. le Dr Talamon, et les faits rapportés par M. le professeur G. Sée, Paterson, Dinsmoor et le nôtre n'offrent pas toutes les garanties voulues et la rigueur qu'on est en droit d'exiger dans toute question scientifique, ils nous donnent du moins de fortes probabilités en faveur de l'inoculabilité de la diphthérie ;

4° Ils fournissent en outre de nouveaux arguments aux partisans de plus en plus nombreux de la doctrine parasitaire, et semblent nous montrer que c'est de ce côté que doivent être portées les recherches.

Gustin.

5

INDEX BIBLIOGRAPHIQUE

BARD (Samuel). — Recherches sur l'angine suffocante, 1810.

BRETONNEAU. — Traité de la diphthérite, 1826.

TROUSSEAU. — Rapport sur l'épidémie de Sologne, 1828. Cliniques.

BONNET (E.), de Poitiers. — Inoculation par produits diphthéritiques (Un. méd., 1867, p. 624).

PETER. — Recherches sur la diphthérie (Th. Paris, 1859).

BERGERON (J.). — Note sur l'inoculation de la diphthérie à la Soc. méd. des hôp. (Un. méd., t. III, 1857).

ROGER (H.). — Note sur l'inoculabilité de la diphthérie et sur la durée de la période d'incubation (Un. méd., t. III, 1859).

SÉE (G.). — Inoculation de la diphthérie (Un. méd., t. IV, 1859).

LABOULBÈNE. — Recherches clin. et anat. sur les affections pseudo-membraneuses, Paris, 1861.

GUERSANT. — Angine couenneuse (Dict. en 30 vol.).

BOULEY et RAYNAL. — Nouv. dict. méd. et chir., et hyg. vétérinaire, t. I, p. 606.

MASOTTO. — Cure de la diphthérie par l'inoculation de la matière diphthéritique (Gaz. méd. Lyon, 1864, n° 24, et Gaz. med. della prov. Venete, 1864).

ROGER (H.) et PETER. — Angine diphthéritique (Dict. encycl. sc. méd., t. V, 1865.

DINSMOOR. — Fatal case of diphtheria by inoculation (Boston med. and surg. J., 1862, LXXII).

PATERSON, d'Aberdeen. — Case of diphtheria by inoculation (Med. Times and Gaz., 1866, t. II).

LASÈGUE. — Traité des angines, 1866.

TIGRI (A.). — Note sur la cause spécifique de la diphthérie (Bull. Acad. méd. Janv. 1867).

LETZERICH. — Virchow's Arch., 1868.

SIMO (J.) — Article Croup (Nouv. dict. méd. prat., 1868).

ŒRTEL. — Studien über diphtherie (Bay. arztl. intel. Bl. 1869, nᵒ 31).

COMMASI et HUETER — Centralblatt, 1868.

TIGRI (A.). — Sulla causa specifica della diphtheria constituata da forme crittogamiche. Roma, 1869.

TRENDELENBURG. — Ueber die contagiosität und locale natur der diphtheritis (Arch. f. klin. chir., t. X. 1869).

LORAIN (P.) et LÉPINE. — Article Diphthérie (Nouv. dict. méd. et chir., 1869).

NASSILOFF. — Ueber die diphtheritis (Virchow's Arch., t. L., 1870).

CLASSEN. — Virchow's Arch., t. LII, 1871.

RECKLINGHAUSEN. — Centralblatt, 1871, p. 713.

SENATOR. Ueber diphtherie (In Arch. f. path. anat. u. phys., t. LVI, 1872.

GIACCHI. — Natura et terapia dell'angina difteria (lo Sperimentale de Florence, 1872, fasc. 11).

EBERTH. — Corresp. Bl. de Schweizer Aerzte, 1872.

MARTIN (A.). — Cas de diphthérie communiquée de l'enfant à l'adulte. (Gaz. des hôp., 1873).

LABADIE-LAGRAVE. — Thèse de Paris, 1873.

GREENFIELD. — Histologie de la diphthérie (Brit. med. J., 9 mai 1874).

GUSTIN (W.-C.). — Croup. Penins, J. M. Détroit, 1874.

BILLROTH. — Bacterien und derien einflussauf wundhrankheiten (Virchow's Arch., 1874).

LETZERICH. — Mikrochemische reactionen des diphtheriepilzes (Berlin klin. Wochens. 1874, nᵒ 6).

LETZERICH. — Die locale und allgemeine diphtherie (Arch. für path. anat. u. phys., t. LXI, 1874).

WEIGERT (C.). — Ueber croup und diphtheritis (Virchow's Arch., LXX, und LXXII).

HOMOLLE. — Contribution à l'étude de la diphthérie. Lille, 1875.

DUCHAMP. — Des parasites de la diphthérie. Thèse Paris, 1875.

HAYEM. — Rev. sc. méd., 1876, t. VIII. Revue sur la diphthérie; — 1879, t. XIV, p. 552, diphthérie; — 1882, Etude sur les microbes (revue); — 1882, p. 120, diphthérie.

ROSENBACH. — Ueber myocarditis diphtherica (Virchow's Arch., 1877).

SANNÉ. — Traité de la diphthérie, 1877.

SCHWENINGER (C.). Studien über diphtherie und croup (Buhl's mittheilungen. a d. path. inst. zu Munchen, 1878).

ZAHN. — Beiträge zur path. hist. der diphtheritis (Centralblatt, 1878).

ARCHAMBAULT. — Dict. enc. sc. méd., art. Croup, 1879.

Trasbot. — Expériences sur la transmissibilité de la diphthérie des volailles aux espèces animales (Soc. biol. et Gaz. méd. Avril 1879).

Note au sujet des expérience de M. Trasbot : 1º Sur la transmissibilité de la diphthérie des volailles par Nicati; 2º sur la transmissibilité de la diphthérie aux mammifères, par M. Talmy (Soc. de biol. et Gaz. méd. Paris, 1879, nº 24).

De Lanessan. — Les schizomycètes et leur rôle dans les maladies (Rev. intern. sc. biol., 1880).

Leloir. — Contribution à l'étude de la structure et au développement des productions pseudo-membraneuses sur les muqueuses et sur la peau (Arch. phys., mai et juin 1880).

Everett (J.-T.). — Investigations in relation of the diphtheritic poison, with numerous inoculations (Med. and Surg. reporter. Philad., 1881, XIV, 197, 229).

Cornil. — De l'inflammation chronique des amygdales (Arch. de phys., p. 372, 1881).

Thomas. — Contribution à l'étude anatomo-pathologique de la diphthérie du pharynx et des voies respiratoires (Th. Paris, 1881).

Talamon. — Du microbe de la diphthérie (Progr. méd., 1881).

Duclaux. — Ferments et maladies, 1882.

Marchand (L.). — Botanique cryptogamique, 1882.

Locquin, de Dijon. — Inoculation par produits diphthéritiques (Gaz. des hôp., 9 déc. 1882).

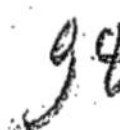